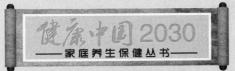

健康中国 2030
——家庭养生保健丛书——
普及健康生活，提高全民健康素养

图解 特效指压疗法

钱丽旗◎主编

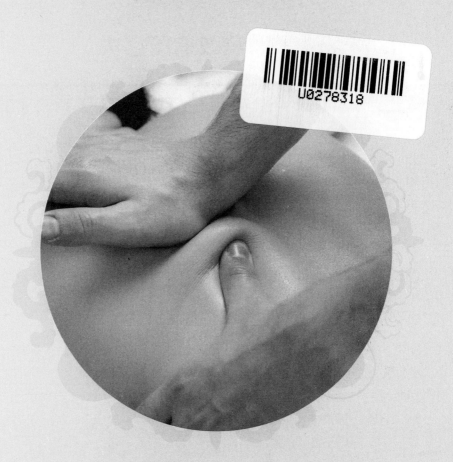

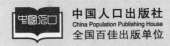
中国人口出版社
China Population Publishing House
全国百佳出版单位

图书在版编目（CIP）数据

图解特效指压疗法 / 钱丽旗主编. —— 北京：中国
人口出版社, 2018.4
（健康中国2030家庭养生保健丛书）
ISBN 978-7-5101-4810-1

Ⅰ.①图… Ⅱ.①钱… Ⅲ.①穴位按压疗法—图解
Ⅳ.①R245.9-64

中国版本图书馆CIP数据核字(2017)第005304号

图解特效指压疗法

钱丽旗　主编

出版发行	中国人口出版社
印　　刷	天津泰宇印务有限公司
开　　本	787mm×1092mm　1/16
印　　张	16
字　　数	240千字
版　　次	2018年4月第1版
印　　次	2018年4月第1次印刷
书　　号	ISBN 978-7-5101-4810-1
定　　价	48.00元

社　　长	邱立
网　　址	www. rkcbs. net
电子信箱	rkcbs@126.com
总编室电话	(010)83519392
发行部电话	(010)83530809
传　　真	(010)83518190
地　　址	北京市西城区广安门南街80号中加大厦
邮政编码	100054

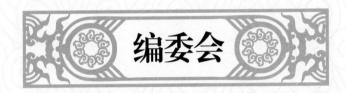

编委会

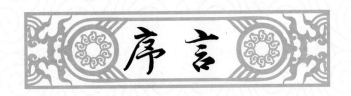

序 言

　　健康，是每个国民的立身之本，也是一个国家的立国之基。健康，是民族昌盛和国家富强的重要标志，也是广大人民群众的共同追求。"没有全民健康，就没有全面小康。我们把健康列为小康的组成部分，更能体现出我们社会的文明进步。""把人民健康放在优先发展战略地位。"当前，我国进入全面建成小康社会决胜阶段，随着经济社会的不断发展，科学技术的不断进步，人们的生活水平不断提高的同时，种种不良的生活方式也使人们越来越多地遭受到疾病的困扰。因此"要倡导健康文明的生活方式，树立大卫生、大健康的理念，把以治病为中心转变为以人民健康为中心，建立健全健康教育体系，提升全民健康素养，推动全民健身和全民健康深度融合。"我们编撰《健康中国2030家庭保健养生丛书》就是基于大健康，大卫生的理念，依据中医养生的核心——"以人为本，以和为贵"，调理身体气机的中心思想，将养生保健的科学生活习惯融入到日常的生活中。

　　中国的养生文化，已经流传了几千年，备受人们热捧。三千多年前我们祖先就已经广泛运用艾灸疗法来养生、防病治病。近年来，人们开始关注养生文化，养生保健种类日益丰富，可以说，"养生"理念已逐渐融入人们的日常生活中。

　　基于养生保健思想的日益普及，我们编写了这套养生系列丛书，其中包含20本分册，分为五个类型，分别为防治病、养生经、自疗、三分钟疗法类，传统疗法类。其中，防治病包括《图解—刮痧防治病》，《图解—艾灸防治病》，《图解—拔罐防治病》，《图解—推拿防治病》；养生经包括《图解—黄帝内经体质养生》，《图解—本草纲目对症养生》；自疗类包括《图解—颈椎病自疗》，《图解—腰椎病自疗》，《图解—常见病自查自疗》；三分钟疗法类包括《图解—三分钟足疗》，《图解—三分钟手疗》，《图解—三分钟面诊》；传统疗法类包括《图解—人体经络》，《图解—百病从腿养》，《图解—小疗法大健康》，《图解—儿童经络按摩刮痧全集》，《图解—对症按摩》，《图解—小穴位》，《图解—手足对症按摩》，《图解—特效指压疗法》。

这套丛书从各个方面为大家介绍了日常养生的相关内容，语言浅显易懂，将复杂的医学知识用平实通俗的语言表达出来，方便读者理解。同时本书采用图解形式，配了大量插图，帮助认识各个疾病以及穴位的特点、疗法功效。读完本套丛书，你便能掌握一些基本养生知识和常用对症治病的疗法，并灵活加以应用。

本套丛书的编写团队由多家三甲医院的权威中医专家组成，包括解放军总医院第一附属医院钱丽旗主任，中国中医科学院广安门医院倪青教授，解放军总医院窦永起教授，空军总医院马建伟教授，海军总医院李秀玉教授，北京崔月犁传统医学研究中心冯建春教授，武警总医院许建阳教授，中国中西医结合杂志社王卫霞副编审，国家食品药品监督管理局马秀璟教授，中日友好医院夏仲元教授等多位军内外知名学者，汇集了军队、地方最优质的医疗学术资源，着力打造健康类图书精品，是在军队改革新形势下军民融合、资源共享、造福人民的新创举，期冀这一系列丛书为百姓带来真正的健康福音，为健康中国建设添砖加瓦。

当然，书中难免有所纰漏，也望广大读者批评指正。

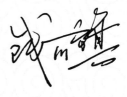

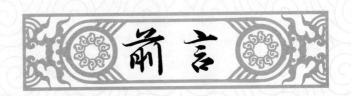

前言

　　我国传统医学博大精深，中医传统疗法在民间也是广受欢迎。人们在平时生活中，遇到一些头疼脑热的小毛病也总是喜欢自己利用一些简单的中医知识自行治疗。既省钱省力，又简单实用。那么，到底有哪些中医疗法，对于普通百姓来说，既简单方便又实用有效呢？

　　传统中医疗法包括按摩、拔罐、针灸、刮痧等，每种方法又有很多具体的操作手法。按摩又有指压、推拿、抓捏等。

　　指压疗法具体来讲，是指运用手指的指力，根据我们每个人的具体情况、病情特点以及穴位选择等，以手指代替针刺，对我们体表某个特定部位或相应穴位进行点压刺激，故又叫点压疗法。

　　指压疗法，在传统医学关于经络、五行、阴阳等理论指导下，经过长期发展，已逐渐成为中医常用的治疗方法，相对于其他疗法，指压疗法具有以下优势：

　　一、不用准备特殊工具，随时都可以进行。

　　指压疗法不需要像针灸、拔罐那样准备专门的工具，只需要我们的双手就可以了，偶尔也可以用身边随手可以够得着的工具，如笔头、木棒、梳子等，不要特别准备。不花时间不花金钱，十分方便。同时，指压穴位大多集中在手掌以及手可触及的范围内，一个人就可以操作，也不用特别场所。乘车、看电视、打电话、聊天等任何时间均可以进行。

　　二、可以治疗多种疾病，效果良好。

　　指压疗法，作为一种操作简便又安全易学的疗法，治疗范围非常广泛，对内科、外科、妇科、儿科、五官科等多种疾病都有很好的治疗效果。我们平时只要做到手法正确、持之以恒就可以了。

　　三、绿色环保，无毒无副作用。

指压疗法是最安全最环保的治疗法，没有毒副作用，疗效却非常显著。只要我们掌握一定的指压按摩知识，就可以在身体感到不舒服的时候，通过指压来解决，不需要外用药内服药，也不需要任何有风险的治疗手段。

四、没有成本，没有经济压力。

指压疗法不需要支付昂贵的医药费，不需要去医院花时间排队，也不需要购买任何工具，实在是一点成本也没有。

本书对指压的中医理论、手法、适应病症等进行了全面详细的介绍，即使是初次接触按摩治病的读者也能读懂并掌握这种治疗方法，同时本书针对各种常见病进行归类分析，给出相应的常用的效果较好的指压疗法。读者可以根据自己的病情对症查阅、对症治疗、缓解或者根治疾病。

最后，祝你健康！

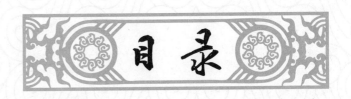

第六章 常见妇科病的指压方法 176

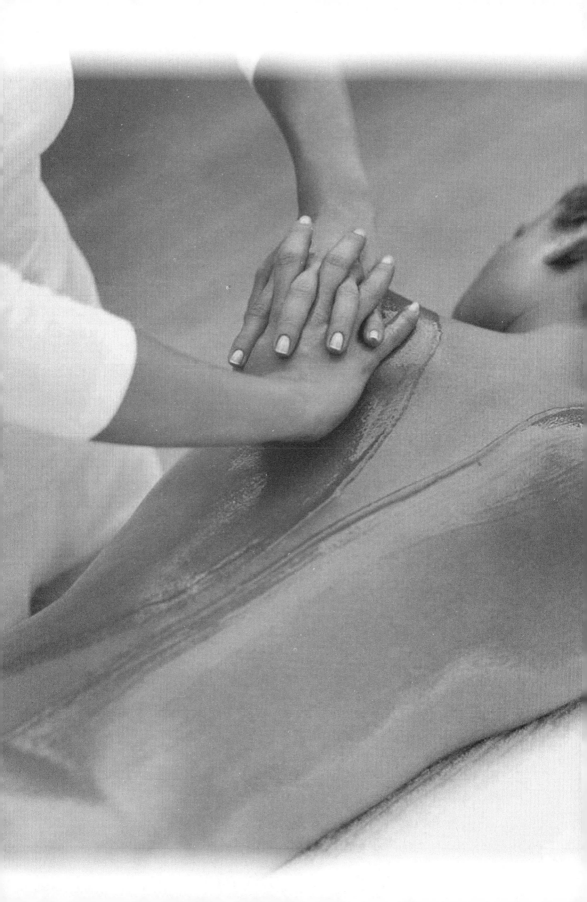

第一章

指压疗法基本知识

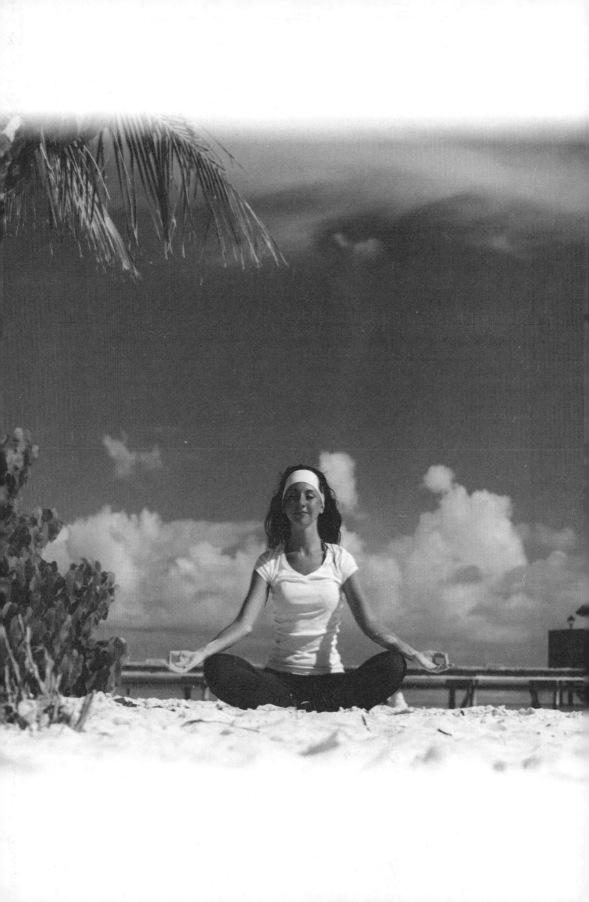

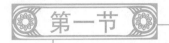

第一节
定义与治病原理

定义

指压疗法是施术者以单手或双手的指头以及手掌面，通过运用不同手法，作用于患者身体部位和穴位，并根据患者病情、穴位等施以不同的手法来治疗疾病的方法。

指压疗法有其自己的特点，其以生物学、物理学、心理学、哲学等为基础，使失衡的人体身心达到和谐。指压疗法在祖国医学的经络、阴阳、五行等理论指导下，通过不断的临床实践，证明它不仅疗效好，而且治疗范围广，对某些疾病的疗效，更为针药所不及，从而获得了较大的发展，逐渐成为民间常用的治疗方法之一。该疗法操作简便，易学易懂，安全无痛，适应性广，患者乐于接受，在任何场所都可以施术治疗，便于普及和推广。

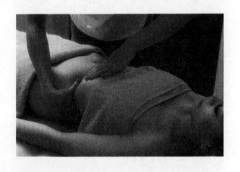

治疗机理

指压疗法的作用机理，是针刺、按摩等理论相结合而成的，而这两种理论都与经穴、经络有密切关系。穴位是经络在人体表面的反应点，通过经络的联系，脏腑的病理变化可以反映到人体体表，而人体体表的各种刺激也可传导到内部的脏腑。应用指压疗法按压一定的穴位，通过经络的作用，能调整脏腑的机能，促进气血循环，从而激发人体内在的抵抗力，起到治疗作用。

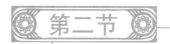

第二节
起源和发展

指压疗法的起源

指压疗法是指用手在患者身体的特定部位或适当的穴位上，运用一定指力的刺激而治疗疾病的方法。它是一种以针灸取穴原则为依据，以中医经络学说为指导的治疗方法。它用手代替针，通过压、掐相应穴位产生如针感、得气效果，来疏通经络、调和气血、补虚泻实、散瘀解肌、驱邪除病。

指压疗法的出现要比针灸疗法早得多，可以说指压是针灸的启蒙阶段。随着人类生产力的提高和生活经验的积累，以偶然的、一般的感性经验认识为基础，慢慢发展提高到了理性上的认识，并一直发展完善，从而形成了一门独具传统医学特色的非介入性自然疗法。和其他民间方法一样，指压疗法的内容非常丰富，是我国医学中非常重要的一部分。它产生于民间，也广泛用于民间，是我国劳动人民长期与疾病斗争中，发现、发展并逐渐完善的防治疾病的经验总结，非常简便有效。所以，它可以在民间长时间地被广泛流传和使用，深受广大患者和群众的喜爱。

指压疗法历史悠久，源远流长。原始社会，生产力落后，科学知识缺乏，人们都生活得非常艰苦，再加上各种疾病都很猖獗，人们因毒蛇猛兽的袭击，或者时气的侵袭，经常会受伤或患病，但是却因为没有药来医治，人们就采用击（棒击）、割（割治）、刺（刺血），捏（捏治）、刮（刮痧）、摩（按摩）、点（指压）或者采百草口服外治等方法来防病治病。那时，缺乏卫生知识，也没有医疗技术和设备，只要是遇到某种损伤或者气候变化和自然界的意外袭击，就会使机体或机体的局部感到疼痛，这时，人们就会特意地去用手按压这个部位，进而发现按压有止痛的效果。例如，在头痛的时候，用两个拇指重压前额两侧凹陷处（太阳穴）或眼眶的上缘，就可以使头痛减轻；在踝部被挤压受伤的时候，用两手环状捏住踝部，可以使挤压伤的局部疼痛减轻；在腹痛的时候，用手按抚上腹的一定部位（中脘附近穴位，见下图），就可以使腹痛得到缓解等。久而久之，人们就发现，用手指按压不同的部位，可将不同部位的病情解除，就这样，指压疗法自然而然地形成了。

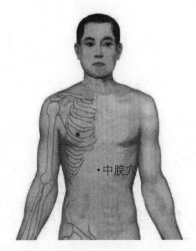

·中脘穴

随着我国医学的发展，指压疗法慢慢被广泛应用于实践，成为我国医学重要的一部分。

指压指南

关于指压的文献记载

指压疗法最早出现在《素问·举痛论》中："寒气客于肠胃之间。膜原之下，血不得散，小络急引故痛，按之则气血散，故按之痛止。"大概这是对指压疗法原理最早的理解。

晋代的葛洪在《肘后备急方》中记载，"令爪其病人人中，取醒"，这是有关用指压法救卒死的记载。

明代杨继洲的《针灸大成》中，有给许敬苍治腰瘫的记载："性畏针，遂以手指于肾俞六行补泻之法"，取得明显疗效。

指压疗法的发展

目前，指压疗法在临床上获得了广泛的应用，已形成一套独立完整的治疗方法。

事实证明，指压疗法可以疏通经络，活血祛瘀，调整脏腑。直接对某一经络穴位或机体的局部进行指压，可以达到消除肌肉萎缩、痉挛和增强肌肉伸缩力的目的。用手指对穴位进行按压，可以刺激末梢神经，使大脑中枢产生反射作用，使支配神经末梢部的机能得到增强，不仅可以对神经功能进行调节，而且可以促进机体血液循环和新陈代谢，使其更加旺盛。

指压疗法在对某些疾病进行治疗的时候取得了非常好的效果，也是借助针灸和按摩手法中的技巧施以局部按压的结果。通过对局部的治疗，对全身的肌肉、血管、神经和所有脏腑、器官的功能进行动员和调整，促进它们的平衡，使患者尽早康复。

医学科学技术发展得非常迅速，指压疗法已经有数千年的历史，它势必会显示出更为广阔的前景。我们坚信，在医学界同仁和民间百姓的共同努力下，指压疗法结合、借鉴现代科学技术，势必会得到更大的发展和普及推广，使其更好地服务于人民的卫生保健事业，造福于人民。

指压疗法能够"治百病"吗？

指压疗法无法治百病，但是只要用针灸可以治疗的疾病，指压疗法同样适用。对于鼻窦炎、鼻炎、胃痉挛、慢性胃炎、崩漏、高血压、阳痿等疾病，指压疗法的治疗效果非常明显。

第三节
指压疗法的功能及特点

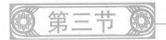

指压疗法的功能及特点

▶ 功能

▶ **对经络系统的作用** 经络系统是祖国医学认识人体、治疗疾病的独特理论。其内属于脏腑，外络于肢节。经络是营卫气血在人体运行的通路，而经穴则是营卫气血运行路线中的交会点，其包含在经络系统之中，了解经络体系、认识疾病所在，是指压疗法辨证论治的依据。当人体某一部位的筋、骨、肌肉、血脉以及脏腑发生病变功能失调时，通过在其相关联的经络路线和穴位上，恰当地运用指压方法，使"力"与"气"的作用沿着相关的经络路线渗透到患者体内，以激发经气，使气至病所产生感应，而调节内在的不平衡，达到协调一致。现代医学研究认为，经气实际上是一种信息载体，在经脉中形成信息流，并通过经和络与全身组织结构沟通信息。指压疗法正是依据经气的运行规律及其信息流的表现而进行诊断，对经络穴位进行调整，从而达到治疗效果的。

▶ **对皮肤的作用** 皮肤中分布有大量的血管、淋巴管、汗腺和皮脂腺，它参与代谢过程、排泄分泌、体温调节等，故具有重要的生理作用。指压首先作用于皮肤，可改善皮肤的呼吸，有利于汗腺和皮脂腺的分泌；指压能使毛细血管扩张，呈主动性充血，改善皮肤的营养，增强皮肤深层细胞的生命活力，从而使皮肤光泽而富有弹性，相应地皮肤温度也有升高。

▶ **对神经系统的作用**　指压是一种良性的物理刺激，其手法的作用是通过经络对神经系统的反射机制起作用而获得，所以不同的指压方法对神经系统的作用也不同；即使同一手法，但运用的方式不同（如手法缓急、用力轻重、时间长短等）其作用也不同。一般的说，缓慢而轻的指压方法有镇静作用，急速而重的指压则起兴奋作用。

▶ **对肌肉的作用**　指压可以提高肌肉的工作能力，增强肌肉耐力，放松肌肉，比消极休息能更好地消除肌肉疲劳；指压能使肌肉中闭塞的毛细血管打开，增加血流量，因而被指压的肌肉群能获得更多的血液供应和营养物质，增强肌肉的潜在能力。指压还可增加肌肉的张力和弹力，使其收缩能力增加，防止肌肉萎缩。

▶ **对关节、肌腱的作用**　指压对关节、肌腱等运动器官也有很大的影响。经过指压后，韧带的弹性和活动性可增强，关节周围的血液循环将更加活跃，从而消除关节滑液停滞、淤积及关节囊肿胀、挛缩的现象；指压后关节局部的温度上升，故能祛风散寒，舒筋活血，以利减轻和消除由于外伤所致的关节功能障碍。

▶ **对血液系统的作用**　指压能加速静脉血管中血液的回流，可促进损伤部位水肿的吸收。由于血管的扩张，降低大循环中的阻力，减轻心脏的负担，有利于心脏的工作。指压还能影响血液的重新分配，调整肌肉和内脏血液流量及贮备的分布状况，以适应肌肉紧张工作时的需要。

▶ **对呼吸系统的作用**　指压由于增强了新陈代谢，因而气体代谢也增加；指压可以直接刺激胸壁或通过神经反射而使呼吸加深。通过指压有关经络和穴位，还可使哮喘症状缓解。

▶ **对消化系统的作用**　指压可使胃肠壁肌肉的张力增加，增强胃肠的蠕动，兴奋支配腹内器官的神经，增进胃肠等脏器的分泌功能。如指压胃经和足三里穴，胃肠的蠕动显著增强，消化系统的机能得到改善。

▶ 特点

适应证广泛

　　目前指压疗法已经适用于临床各科的某些疾病（不是所有的疾病），尤其对运动系统的一些伤病，慢性、功能性疾病，以及某些器质性病变，如肠粘连、糖尿病、高血压等有较好的效果。

安全有效

　　一般药物治疗往往会产生这样或那样的副作用，特别是需要长期服用某些药物的患者，因为药物的副作用而产生很多顾虑，以致影响治疗效果。指压疗法是一种比较安全可靠，无副作用的治疗方法。

简便易行

　　只要学会常用的各种手法，不要任何特殊设备，只要一双手，随时随地都可以进行治疗。

常用指压法及其操作手法

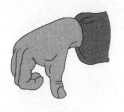

单手大拇指压法

　　一般只用右手的大拇指按压患者局部的方法，其余四指或是握拳或是向外伸开。左手不用于按压，而是用以支撑患者的身体。

　　使用左右两手的大拇指按压于施术部位的方法。一般用于指压脊柱的两侧、头部、双下肢及其他肌肉较丰厚的部位。注意用本法指压腹部的时候，力量要充分掌握。

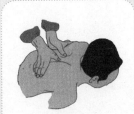

双手大拇指压法

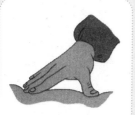

单手五指头压法

用单手五个手指头同时按压体表的方法。本法按压面积大，按压时可借助身体的重量，一般用于胸、腹部按压。亦可将大拇指提起，离开体表，用另外四指按压，也称四指头压法。

将食、中、无名三指并拢，指头并齐，操作时三指头合力按压。多用于胸腹部、颈项部。

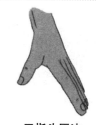

三指头压法

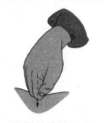

四指关节排压法

除拇指以外的四指关节屈曲如拳状，拇指紧靠拳眼，将四指的第一关节突排放在一条直线上。多用于双下肢后侧，腰背部肌肉丰厚处的直线按压，由于按压时四个指关节同按压在一条经络线上，四个点同时按压，故可节省指压时间。

将双手大拇指头紧贴靠拢，指压时双拇指头合力用于一个指压点。这样可明显地提高指压的力度，适用于肌肉结实丰厚处和深部硬块、痛点。

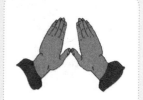

双手大拇指并压法

使用单手或双手掌根按压，多用于患部及腰背。

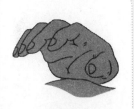

掌根压法

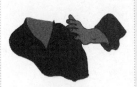

手掌压法

用掌根、鱼际、全掌、单掌或双掌交互重叠按压在所取部位或穴位上，着力按压并持续数秒，然后逐渐减轻力度，再重复按压。

指压疗法必须用手来操作吗?

在有些情况下，用手指按压或者用手掌按压效果都是很好，如果是力度不够，又或者是按压的面积太小，这时就需要其他的物品代替手指或手掌进行按压，这种方法叫做代指法。（如下图）

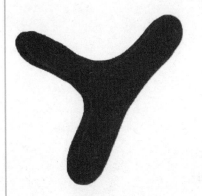

按摩器

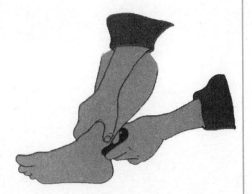

代指法

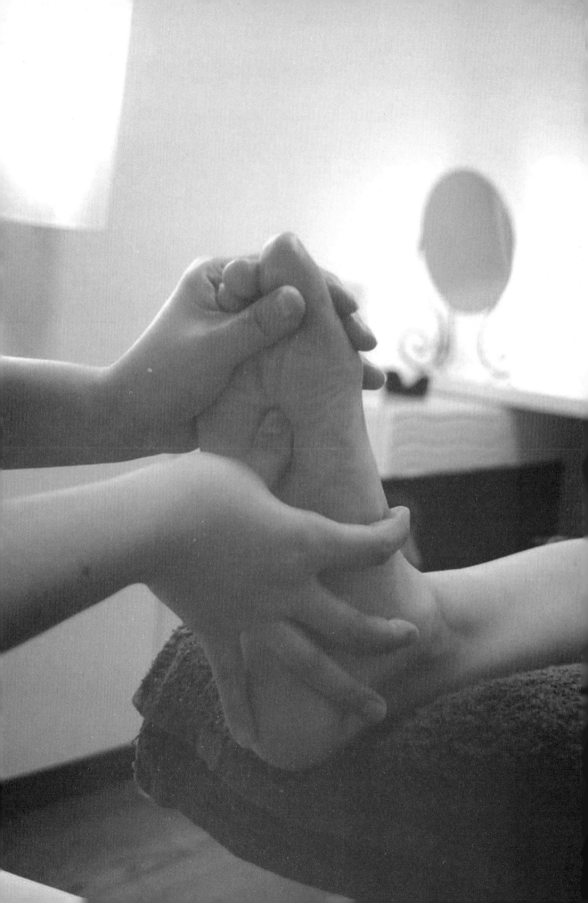

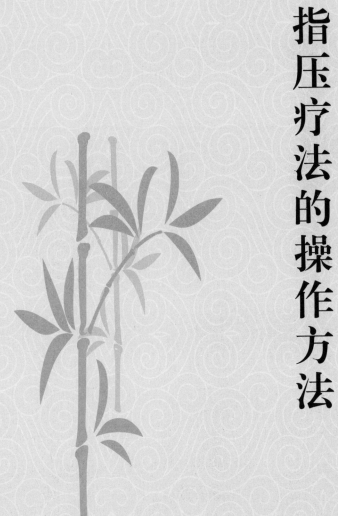

第二章

指压疗法的操作方法

指压 基本手法

▶ 压法

压法属补法，是指用拇指面按压治疗部位，或用食指或拇指屈曲成尖状指关节压在穴位上不断地点压的方法。此法适用于大部分身体虚弱的患者。

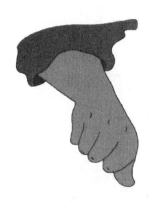

拇指压法

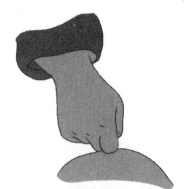

屈食指压法

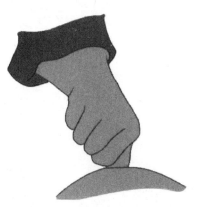

屈拇指压法

▶ 掐法

掐法属泻法，是指用拇指指甲深掐在穴位上，并稍微用力，频频摇动手指，以加强刺激量的方法。对于身体强壮或者患有急性疾病的患者，大都适合使用这种方法。

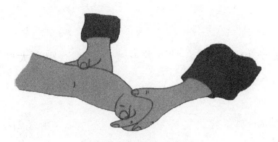

拇指指甲深掐在穴位上

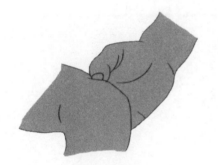

稍微用力掐穴位

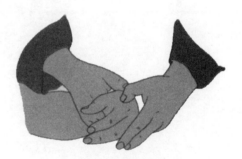

掐穴位的同时摇动手指

▶ 揉法

揉法是一种按摩疗法，指用指腹或手掌在穴位上轻轻揉按的方法。揉法在指压疗法中很少被单独应用，通常都是在操作完成后配合使用。

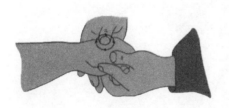

指揉法

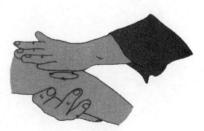

长揉法

▶ 补法

补法就是在选定的穴位上用拇指尖稍微用力点压的轻刺激的方法，主要用于虚证。

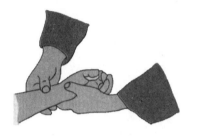

拇指尖放于穴位上

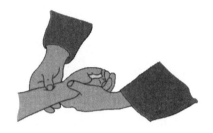

用力点压

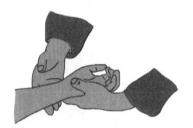

拇指松开

▶ 泻法

泻法就是在股间或肌肉丰厚处或在皮肤敏感部位的穴位上用重力点压不动的方法，主要用于实证。

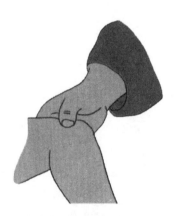

指尖放在穴位上用力点压不动

指压 方法练习

手法练习，主要是练习指力和腕力。除了一般的练习，还可以在自己的中脘、足三里、关元、气海、合谷等保健穴位上练习，可以亲自体会到指压的轻重感觉以及指压引起的反应。

▶ 拇指练习

可以用拇指在自己的合谷穴上练习。

除此之外，还可以在沙袋上练习。用白布缝一个宽4寸、长6寸的布袋，在里面装上细沙，注意不要装得太满，将口封住就可以练习了。在练习的时候一定要认真，气与力要同时下注，沉肩垂肘，放松上肢和前臂，全神贯注，心平气和，徐徐进指，慢慢退指。用力就像梭形，中间粗，两头尖。也就是气与力徐徐进入，逐渐加强，等到了一定程度时，再慢慢减弱而缓出。这样才可以舒通经络，达到治疗的效果。每次练习不要超过半小时，每个穴位练习2~3分钟。否则会影响到身体和腧穴部位。

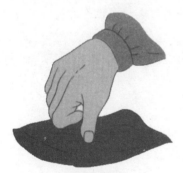

拇指练习法

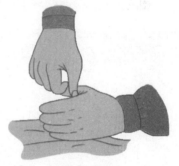

拇指扣合谷穴

▶ 中指练习

用中指来练习指力的时候，既可以在自己的保健穴上练习，也可在沙袋上练习。练习的方法和前面拇指练习的要领一样。

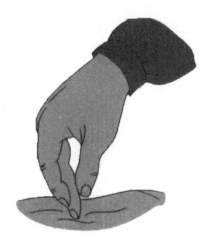

中指练习法

指压与呼吸

　　施术者和患者呼吸应保持一致。通常都是在呼气的时候按压，在加力的间隙或者是在进行下一次按压之间要再次吸气以调匀。

　　但是，在对腰背或四肢部位进行按压的时候，不用对呼吸要求得太严格，但是如果患者的体质比较弱或者对胸、腹部进行指压，就要将呼吸的因素考虑进去。吸气为实，呼气为虚，按压要乘虚而入，在这点上和武术、摔跤、拳击等是相同的。

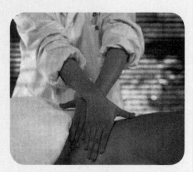

第三章

指压常用穴位

指压 疗法功能穴位

完骨

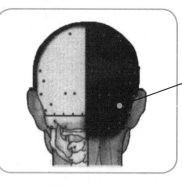

完骨

定位： 头部，耳后凸骨处后下方凹陷处。

对症： 耳鸣

天柱

天柱

定位： 头部，头后面发根近颈部处，位于颈部两块大肌肉（僧帽肌）的外侧凹陷处。

对症： 头痛

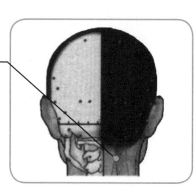

风池

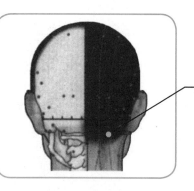

风池

定位： 头部，头后面的发根部分。风池穴往外移两厘米的地方。指压时，头部与颈部会有刺痛感。

对症： 嗜睡

头窍阴

头窍阴

定位：头部，耳后，在耳朵硬骨部分与耳垂根部之间的凹陷处。

对症：头晕、目眩

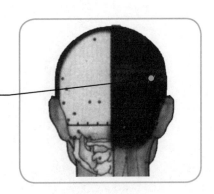

百会

百会

定位：头部，头顶，左右耳尖向上延伸至头顶之间的联线，与眉间中心往上直线的交会点。

对症：痔疮

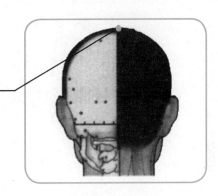

头临泣

头临泣

定位：头部，眼睛瞳孔正上方，距前额发际往内约1厘米的地方，指压时，能将刺激传递到眼睛深处。

对症：眼睛痒

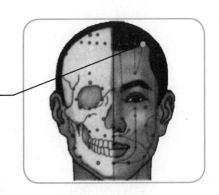

眼球

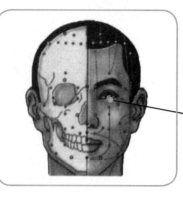

眼球

定位：脸部，以眼球全体为重点，轻轻压住眼球，左右上下转动，可加强血液循环，改善眼睛充血的情形。

对症：眼睛充血

迎香

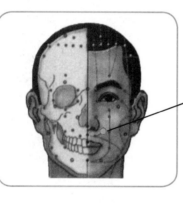

迎香

定位：脸部，鼻子两侧。能有效治疗鼻塞，因鼻子主要是用来嗅闻气味的，故有此名。

对症：流涕、鼻塞

攒竹

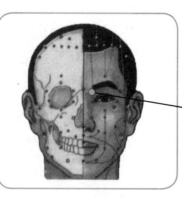

攒竹

定位：脸部，左右眉毛的眉头，当手指放在眉毛上揉动时会浮现一条细筋，按压此处可刺激眼睛四周。

对症：眼睛充血

颊车

颊车

定位：脸部，下巴的下颚骨附近。往前指压的话，下巴处会有麻麻的感觉。能有效治疗下齿摇动及疼痛。

对症：牙疼

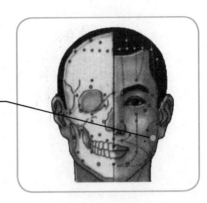

下关

下关

定位：脸部，耳朵附近，触摸耳前到颊骨，骨头凹陷处就是此穴，对上齿摇动及疼痛很有效。

对症：牙疼

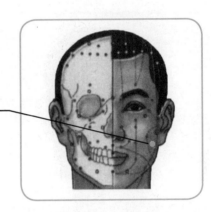

承泣

承泣

定位：脸部，在眼睛正下方的骨头边缘。轻压此穴位会有麻麻的感觉。

对症：眼睛痒

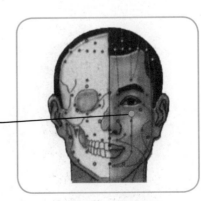

晴明

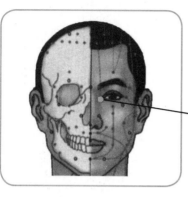

晴明

定位：脸部，眼角的穴位。晴有瞳孔的意思，因指压此穴可使眼睛明亮，故有此名。

对症：视疲劳

瞳子髎

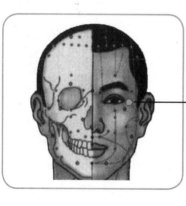

瞳子髎

定位：脸部，从眼尾外移约一个拇指宽度的凹陷处，瞳子髎本身具有眼角的意思。

对症：视疲劳

翳风

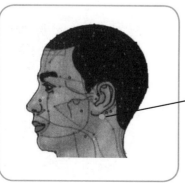

翳风

定位：颈部，耳垂后方。耳垂后凸出骨下方与下颚骨之间的凹陷处。

对症：耳鸣

地仓

地仓

定位：脸部，嘴角两侧，此处用手指指腹按压较不易达到效果，必须改以指尖指压才比较有效。

对症：肌肤干燥

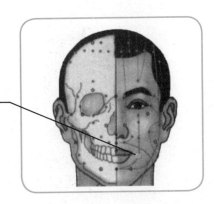

后颈肌

后颈肌

定位：颈部，颈骨两侧，约在颈骨的左右3～5厘米的宽度，颈后的僧帽肌易因疲劳而有僵硬感。

对症：颈部酸痛

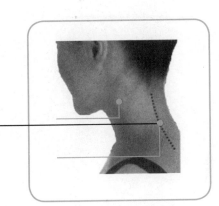

胸锁乳突肌

胸锁乳突肌

定位：颈部，从耳后正下方对着锁骨生长的粗大肌肉是胸锁乳突肌。只要左右转头即可马上看到。

对症：面部浮肿

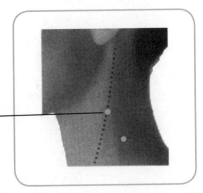

颈肌

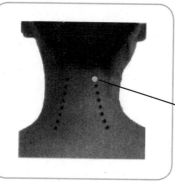

颈肌

定位：颈部，沿着颈骨左右有颈肌经过，指压时要特别针对僵硬的肌肉作重点指压。

对症：晕眩

水突

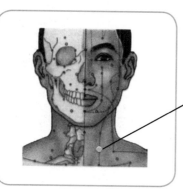

水突

定位：颈部，喉结斜下方，胸锁乳突肌中央部位往前颈3厘米左右的地方，约在喉骨的边缘。

对症：喉咙肿痛

天窗

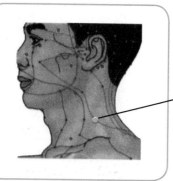

天窗

定位：颈部，约与喉结同高，胸锁乳突肌的后方。

对症：头痛、面部浮肿

胆俞

胆俞

定位: 在人体背下部，在第十胸椎棘突下，旁开1.5寸即是。

对症: 胆囊炎、肝炎、胃炎、溃疡病

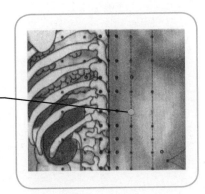

大椎

大椎

定位: 颈部，颈椎骨后，转动颈部时，所移动之骨头的最下方。此穴下方为脊椎骨的起端。

对症: 流涕、鼻塞、皮肤干燥

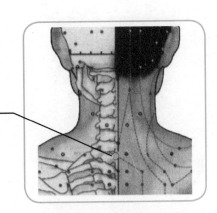

天突

天突

定位: 颈部，颈前中央，喉结之下胸骨上方的凹陷处。刺激的方向以斜角朝下向胸骨侧按压。

对症: 喷嚏、咳嗽

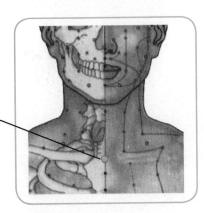

天牖

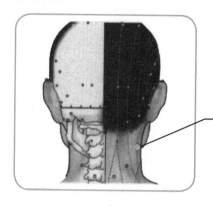

天牖

定位： 颈部，先找到耳后一块凸骨处，此处约往下移3厘米左右便是天牖穴，它位于我们左右转动颈部时会使用到的肌肉之上。

对症： 落枕

云门

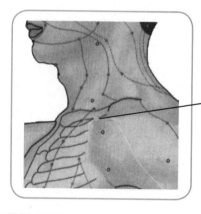

云门

定位： 肩部，锁骨外侧下方的凹陷处，指压时喉咙及手臂会有刺痛感。

对症： 五十肩

肩中俞

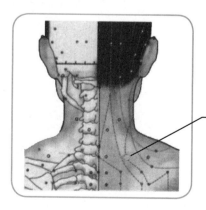

肩中俞

定位： 肩部，脖子往前弯时，背部会出现凸骨，此骨往外移四厘米的地方，便是肩中俞。它位于我们转头时，所使用到的肌肉之上方。

对症： 落枕

天容

天容

定位：颈部，下颚骨的下方，靠近胸锁乳突肌前缘。

对症：颈部酸痛

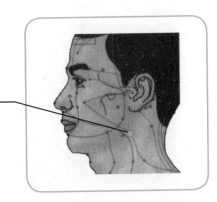

肩胛骨之间

肩胛骨之间

定位：背部，在脖子与肩膀连接线上，也就是在左右两侧的肩头上，指压此穴时，颈部与肩膀会有刺痛感。

对症：肩部酸痛不适

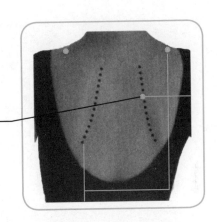

风门

风门

定位：背部，低头时颈后凸出骨下方第二个脊椎骨之下，距脊椎骨左右约3厘米的地方。

对症：感冒

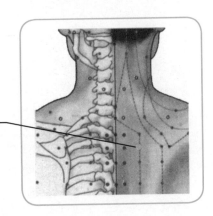

胃俞

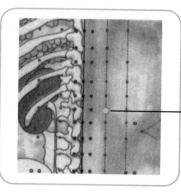

胃俞

定位：背部，第十二胸椎棘突下，脊椎骨左右两侧约两根手指的宽度（3厘米）。

对症：消化不良、食欲不振

肝俞

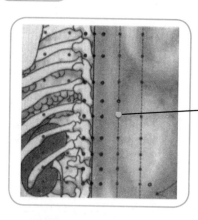

肝俞

定位：背部，第九胸椎棘突下脊椎骨左右两侧约两根手指宽（3厘米）处。

对症：背脊僵硬、宿醉

臑俞

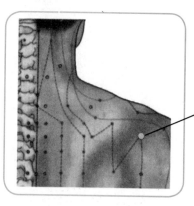

臑俞

定位：肩部，肩胛骨上方稍微往外移一点，可感觉到一凹陷处，此乃臑俞穴的所在位置。

对症：五十肩

膈俞

膈俞

定位：背部，肋骨与腹部交界的部分，约第七胸椎棘突下，脊椎骨左右约两根手指的宽度（3厘米）。

对症：背脊僵硬、失眠

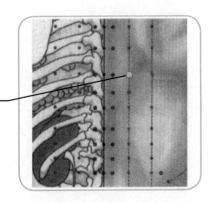

曲垣

曲垣

定位：背部，背部上方，距肩胛骨上缘约2厘米的地方。

对症：肩膀酸痛

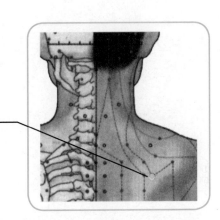

身柱

身柱

定位：背部第三胸椎的下方。

对症：精神不振

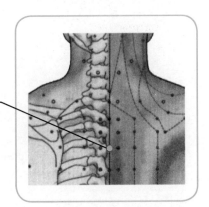

神道

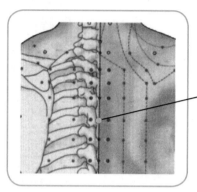

神道

定位：背部，第五胸椎棘突下侧。

对症：心烦

背俞穴

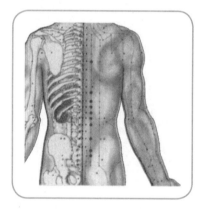

背俞穴

定位：背部，分布在背部脊椎骨左右侧约两根手指的宽度。足太阳膀胱经经穴。又简称俞穴。

对症：精神不振

期门

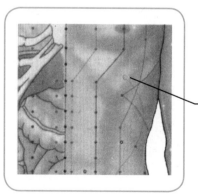

期门

定位：腹部，正好位于心窝与胁腹的正中央，也就是第九肋骨的下方。此穴位必须配合呼吸来作指压。

对症：宿醉

心俞

心俞

定位：背部，第五胸椎棘突下，脊椎骨往左右移约两根手指的宽度（3厘米）。

对症：心悸

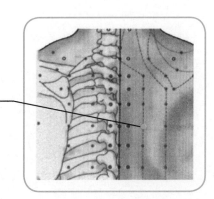

关元

关元

定位：腹部，下腹部，肚脐下方约四横指宽（10厘米）的地方。

对症：腹胀

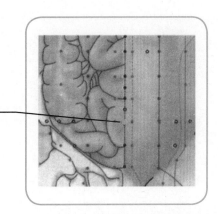

巨阙

巨阙

定位：腹部，心窝中央，胸骨中央的凹陷处下方约两根手指宽的地方。

对症：心烦

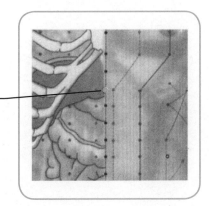

水分

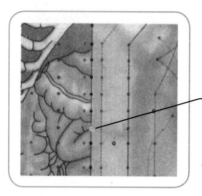

水分

定位：腹部，肚脐正上方。在肚脐上方约一个拇指宽度（2厘米）的地方，由于此穴位有调节体内水分的功能，故以此为名。

对症：脚部浮肿

中脘

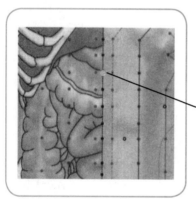

中脘

定位：腹部，上腹部中线的中央正好是心窝与肚脐的中间，指压此穴位时必须配合着呼吸来进行。

对症：消化不良、食欲不振

腹结

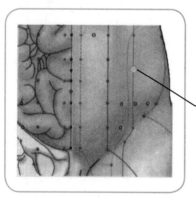

腹结

定位：腹部，肚脐各往左右移约六根手指的宽度（10~12厘米），再下移1.5厘米即是。

对症：腹胀

大巨

大巨

定位：腹部，肚脐斜下方约三只手指的地方。

对症：便秘

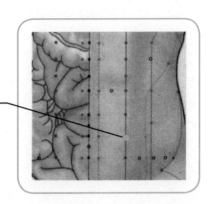

中极

中极

定位：腹部，肚脐正下方，约四根手指宽（6~7厘米）的地方。

对症：尿频

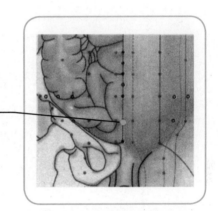

肾俞

肾俞

定位：腰部，位于腰部最细的地方，第二腰椎棘突下，脊椎骨左右两侧约两根手指宽之处。

对症：腰痛、痔疮

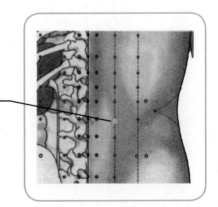

大肠俞

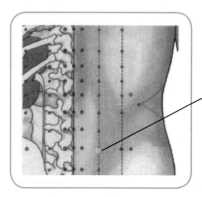

大肠俞

定位：腰部，位于腰骨也就是第四腰椎棘突下，脊椎骨左右两侧约两根手指宽之处。肾俞穴下方3~4厘米的地方。

对症：腰痛、腹泻、便秘

上臂后侧

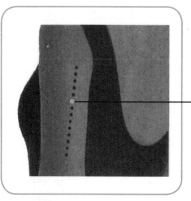

上臂后侧

定位：手臂，手臂背后，沿着肩头到手肘的一直线，此线可分成5个点来指压。

对症：手臂无力、手肘疼痛

外关

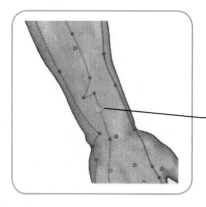

外关

定位：手臂，位于手臂的手背侧，桡骨与尺骨之间，手腕往手肘方向移约两根手指宽（3厘米）的地方。

对症：晕眩

膀胱俞

膀胱俞

定位：腰部，位于脊椎骨与尾椎骨连接的正中央，并往左右移约两根手指的宽度即是。

对症：尿频

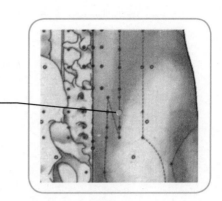

温溜

温溜

定位：屈肘，在前臂背面桡侧，在阳溪穴与曲池穴连线上，腕横纹上5寸处即是。

对症：腹泻

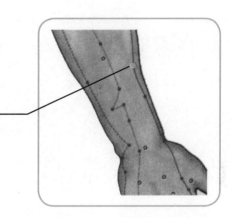

郄门

郄门

定位：手臂，位于靠手掌侧的手臂上，约在前手臂中央，弯曲手臂及手指时，肌肉凸起的部分即是，指压此穴位，手指会有刺痛感。

对症：手指麻木、心悸

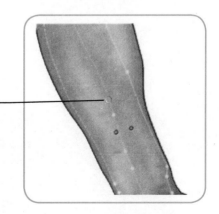

支沟

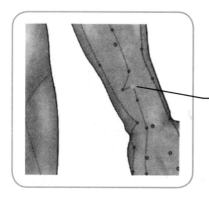

支沟

定位：手臂，位于手背，手腕向上往手肘方向约九厘米处，于前臂两骨之间可找到。

对症：腱鞘炎

尺泽

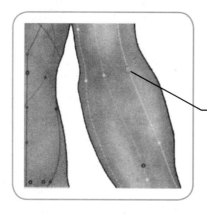

尺泽

定位：手臂，位于手肘内侧。关节中央略靠拇指侧，当拇指碰触此穴位时，可感到脉搏的跳动。

对症：喷嚏、咳嗽

手三里

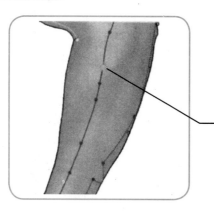

手三里

定位：手臂，弯曲手肘时，会产生一些横纹，靠近大拇指侧往手指方向移约两根手指的地方即是。

对症：晕眩

四渎

四渎

定位：手臂，位于前臂的手背那一面，手肘与手腕的中央，当手指伸直时，肌肉凸起的边缘地方即是。

对症：手指麻木

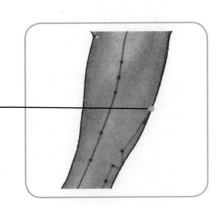

肘髎

肘髎

定位：手臂，弯起手肘时，会有皱纹产生，此处前端往手肘方向延伸有一骨头，肘髎穴即位在此骨的边缘。

对症：手臂无力、手肘疼痛

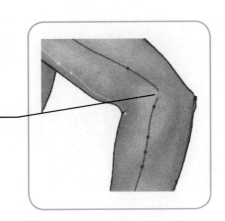

内关

内关

定位：手臂，位于手掌侧，手腕往手肘方向约移四厘米处，介于两根肌腱之间。

对症：腱鞘炎、呕吐、晕车

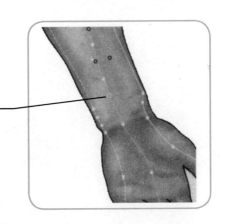

偏历

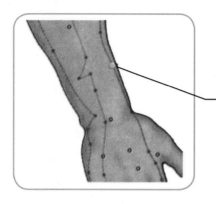

偏历

定位：手臂，手背靠拇指的地方，手腕向上往手肘方向移约6厘米的地方。

对症：腱鞘炎

合谷

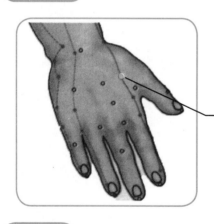

合谷

定位：手部，在手背，拇指与食指之间，张开手指时，可在两指之交叉处找到。

对症：呕吐、晕车

足三里

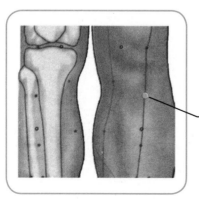

足三里

定位：腿部，位于胫骨上，膝盖下方约三根手指宽之处（4厘米）。

对症：脚部浮肿

后溪

后溪

定位：手部，手轻握拳头，在手背小指侧后方的凹陷处。

对症：感冒

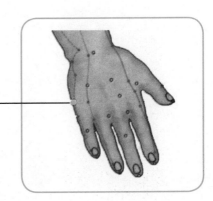

手指的井穴

手指的井穴

定位：手部，统称为十个指尖的穴位，由于指尖是非常敏感的地方，按压此处时如果有疼痛感，则表示有效。

对症：身体不舒

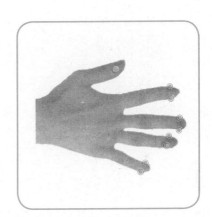

脚部的井穴

脚部的井穴

定位：足部，位于脚指甲左右两侧，单脚有10个穴位，两只脚共20个穴位。即使以轻微的力量刺激脚指甲旁的井穴也会相当疼痛。

对症：脚底冰冷

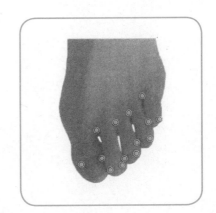

委中

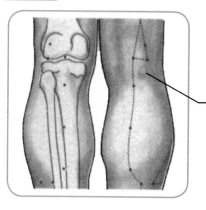

委中

定位：位于站立时膝后弯曲处横纹的正中央。小腿抽筋时，通常是这里的肌肉很紧绷。

对症：小腿抽筋

阴陵泉

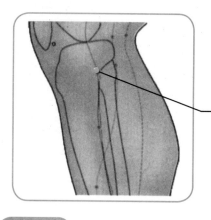

阴陵泉

定位：位于膝盖内侧，膝盖下面的凸骨处边缘，弯曲膝盖时可轻易找到。

对症：膝关节痛

环跳

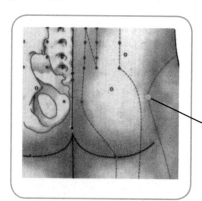

环跳

定位：双脚张开时，此穴位就位于腹股沟外侧所产生之横纹的中央，也就是股骨凸出处的正上方。

对症：肢体麻木

隐白

隐白

定位：脚拇指边缘凸骨处结束的地方。

对症：脚底冰冷

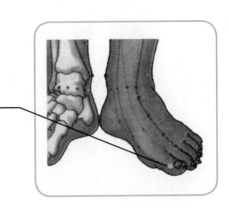

解溪

解溪

定位：位于前脚踝关节的正中央，当你弯起脚踝时，会产生皱纹的地方即是。

对症：闪腰

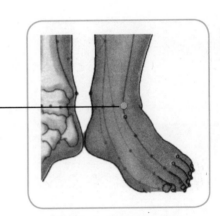

曲泉

曲泉

定位：位于膝盖内侧，曲膝而产生横纹时，膝关节凹陷的地方。按压时膝关节内会有刺痛感。

对症：膝关节痛

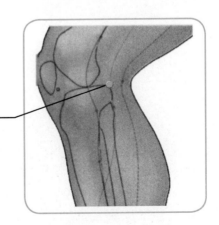

血海

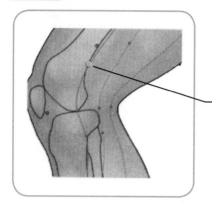

血海

定位：腿部，用力伸直膝盖时，膝骨内侧凹陷处的上端。

对症：生理痛

三阴交

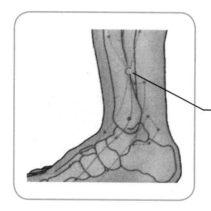

三阴交

定位：腿部，内侧踝骨中心往上移约四根手指的地方，在胫骨后侧。

对症：生理痛、失眠

承山

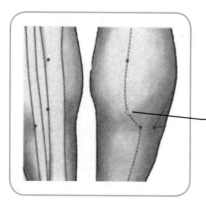

承山

定位：腿部，足跟上提时腓肠肌肌腹下出现尖角凹陷处。如果脚部用力会比较容易找到此穴位。

对症：闪腰

公孙

公孙

定位：足部，由脚拇指指根外侧之凸出处开始延伸的骨头称之为中足骨，此穴位位于中足骨结束的地方。

对症：脚拇指侧弯

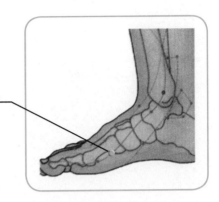

趾间

趾间

定位：足部，脚趾之间的接合处，此处并无特定的穴位名称，但都能有效治疗脚部的不适症状。

对症：脚底冰冷

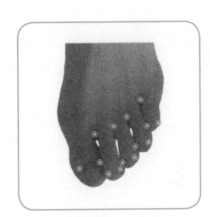

胫骨前侧

胫骨前侧

定位：足部，指的是膝下到脚踝的胫骨前侧肌肉，比较偏向小指侧，可将此地带分成八点来指压。

对症：脚麻

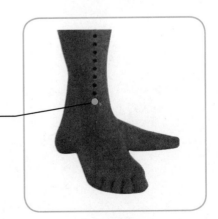

太冲

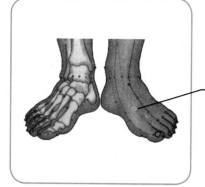

太冲

定位：足部，脚拇指与食指间往脚背上移两指处的地方，指压时脚底会有刺痛感。

对症：脚拇指侧弯

伏兔

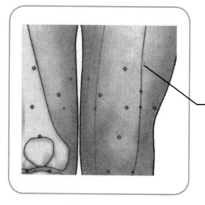

伏兔

定位：腿部，大腿前侧中央地带有一块大肌肉，这块肌肉稍微往外移一点的地方即是。

对症：脚麻

大腿前侧

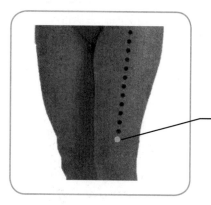

大腿前侧

定位：腿部，前大腿侧中央或稍微靠外侧的一直线。从大腿与臀部的连接处到膝盖分成十个点做指压。

对症：腰酸、腰部无力

筑宾

筑宾

定位：腿部，位于小腿内侧，脚踝上方约有五根手指的距离，胫骨后方约两厘米宽之处。

对症：小腿抽筋

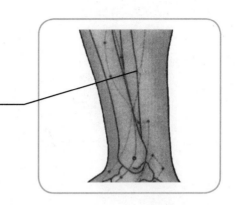

大腿后侧

大腿后侧

定位：腿部，后大腿的中央，或稍微靠内侧的一直线。从大腿与臀部的连接处到膝盖分成十个点作指压。

对症：腰酸、腰部无力

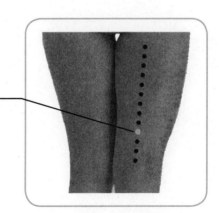

涌泉

涌泉

定位：足部，位于脚底，当脚趾弯曲时，会感到有一块向内凹下的硬肌肉，涌泉穴便在此。

对症：足部疲劳

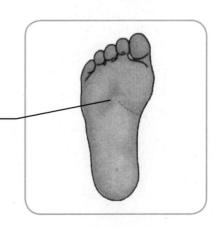

第四章 常见内科疾病的指压疗法

慢性肝炎

通常肝脏很少发生疾病，所以一直有"沉默的器官"的说法。但是，只要肝脏生病，就是大病。例如，肝炎是一种病毒性疾病，不仅会让自己受罪，而且还会传染别人。特别是乙型病毒性肝炎，截止到目前还没有研究出特效药，如果不能及时得到治疗，会发展为慢性肝炎，难以治愈，更严重的还会发展成肝硬化，甚至肝癌。

症状

慢性肝炎轻、中度：典型慢性肝炎在发病的早期症状不是很明显，而且缺乏特异性，呈波动性间歇性，更甚者多年都不会出现任何症状。最常见的症状是胃部不适和易疲劳。

慢性肝炎重度及慢性重型肝炎：患者食欲下降非常明显，皮肤巩膜黄染进行性加深，尿色进行性加深，就说明病情恶化，特别是要警惕慢性重型肝炎的发生。

指压方法

▶▶ 对症穴位

脾俞、肝俞、中脘、期门、日月。

指压手法

治疗腹部各种脏器疾病最有效的穴位是背部的脾俞穴和肝俞穴。

在对上述的2个穴位进行按压以后，要对前面的中脘、期门、日月穴进行按压，这3个穴位对于治疗慢性肝炎也非常有效。其中中脘穴位于肚脐的正上方。

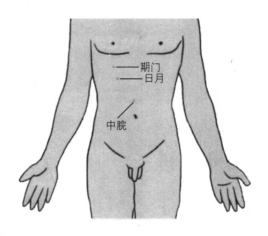

● 温馨提示

　　确定期门穴的办法：从乳头往下拉直线，用手指向下摸，就可以摸到一根肋骨，这是第六根肋骨，在这根肋骨的骨缝和那条直线的相交处，就是期门穴。

　　依次按压中脘、期门、日月穴，不仅可以治疗慢性肝炎，还可以治疗胆囊炎、胃炎、十二指肠溃疡等消化系统的疾病。

慢性支气管炎

　　支气管炎是指气管、支气管黏膜及其周围组织的非特异性炎症。支气管炎有急性的也有慢性的。急性支气管炎是因为感染了病毒、细菌，或者支气管黏膜受到尘烟微粒等物质的刺激而引起的；慢性支气管炎可能是因为支气管扩张、支气管哮喘等疾病造成的，也可能是由急性支气管炎转化而来。在气温突然降低、防御功能下降或者呼吸道小血管痉挛缺血的时候，就会发病。

症状

急性支气管炎大多是在冬春季感冒之后发病，最初的表现是干咳，然后会有少量的黏黄脓痰，有时伴有气急和胸闷。急性支气管炎久治不愈发生转化就会发展成慢性支气管炎，通常主要症状是咳痰、咳嗽，并伴有喘息，连续2年以上每年发病持续3个月。

指压方法1

▶ 对症穴位

中府、尺泽、列缺、鱼际、丰隆、天突。

指压手法

❶用拇指的指腹用力对中府穴进行按压，按压30秒左右即可，然后放松10秒，继续按压。以此反复按压十余次，直到局部有胀感为止。

❷用拇指的指端用力对尺泽穴进行扣按，按压20秒左右即可，然后放松数秒，继续扣按，按压力量慢慢加大。如此反复数十次，直到局部有酸胀感方可停止。

❸用食指或中指的指尖用力对列缺穴进行切按，按压2～3分钟，直到局部有胀感方可停止。然后用以上方法对鱼际穴进行切按。

❹将拇指的指腹放在丰隆穴，其余的四指放在小腿肚上进行捏按，力度应较大，在捏按30秒后放松10秒。然后再捏按十余次，直到局部有酸胀感即可停止。

❺用食指的指腹轻轻对天突穴进行扣按，按压15秒，然后放松数秒，如此反复扣按几次，直到局部有胀感方可停止。

这种方法尤其适合在剧烈咳嗽的时候使用。

指压方法2

 对症穴位

中府、云门、天突、大椎、膻中、风池、风府、肺俞。

指压 手法

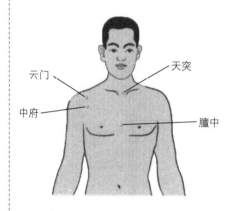
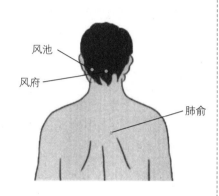

❶患者仰卧，施术者用双手对中府、云门、天突3穴进行点揉，点揉时间为1～3分钟。

❷紧接上面步骤，施术者用右手的拇指揉患者膻中穴，用力从轻到重，揉1～3分钟即可。

❸患者俯卧，施术者对大堆穴进行指压，对患者的风池、风府、肺俞3穴进行指揉，指揉时间为3～5分钟。

❹如果患者是风寒型咳嗽，则需在上面指压方法的前提下，再艾灸或者加拔火罐1～3分钟。

指压方法3

 对症穴位

大杼、风门、肺俞、膈俞、脾俞、肾俞。

指压手法

❶患者俯卧，取大杼穴，用拇指的螺纹面对此穴位进行按揉，按揉时间为2分钟，以感到酸胀为度。

❷取风门穴，用拇指的螺纹面对此穴位进行按揉，按揉时间为2分钟，以感到酸胀为度。

❸取肺俞穴，用拇指的螺纹面对此穴位进行按揉，按揉时间为2分钟，以感到酸胀为度。

❹取膈俞穴，用拇指的螺纹面对此穴位进行按揉，按揉时间为2分钟，以感到酸胀为度。

❺取脾俞穴，用拇指的螺纹面对此穴位进行按揉，按揉时间为2分钟，以感到酸胀为度。

❻取肾俞穴，用拇指的螺纹面对此穴位进行按揉，按揉时间为2分钟，以感到酸胀为度。

❼用小鱼际直擦背部两侧的膀胱经，直到透热。然后用肘按压法从上到下对上述诸穴进行按压，按压时间为1~2分钟。着力应深沉，以感到酸胀为度。

● 温馨提示

慢性支气管炎患者切忌吸烟，而且还要避免被动吸烟。因为烟中含有焦油、尼古丁、氰氢酸等化学物质，会导致支气管的痉挛，使呼吸道的阻力增加。在寒冷季节，慢性支气管炎患者要注意保暖，避免受凉，因为寒冷会降低支气管的防御功能，反射地造成支气管平滑肌的收缩，进而使分泌物排出受阻和黏膜血液循环障碍，产生继发性感染。在缓解期，慢性支气管炎患者要适量参加体育锻炼，提高机体免疫力。

感冒

大部分人每年都会感冒5～6次，造成感冒的原因主要是病毒感染。可以引起感冒的病毒有很多，但并不是说只要感冒病毒进入人体就会引发感冒，只有小孩、老人以及健康状况差的人，才会被病毒感染。

症状

如果患了轻微感冒，只要多休息，多喝水，多出汗，几天后就会复原。如果患的是严重感冒，患者会感到全身倦怠无力，并伴有恶寒、头痛、汗出、发烧等现象，通常会持续一个星期左右。虽然感冒并不是什么大病，但是如果没有及时治疗，导致病症恶化，会引发其他疾病，因此要重视对感冒的治疗。

指压方法

▶ 对症穴位

百会、风池、太阳、上星等。

指压 手法

用推擦法对感冒进行治疗是非常有效的。具体方法是将生姜捣烂，将葱白切碎，用纱布将生姜和葱白包裹起来，蘸热白酒对患者全身进行推擦，推擦的时候可以从头部开始，然后是背部脊柱两侧，最后是肘窝和腘窝。在推擦的时候要一边蘸热白酒一边擦，不可以干擦，直到皮肤潮红即可。

在按照上述方法推擦完后，可以用指压法进行治疗。在实施指压法治疗以前，要先根据患者的具体症状选好穴位。如果患者的症状是头痛、流鼻涕、鼻塞，要重点对患者头部的百会、太阳、风池、上星等穴进行按揉，每个穴位按揉3～5分钟；如果患者不停地咳嗽，要重点对患者的肺俞、天突、经渠等穴进行按揉；如果患者全身疼痛，就要重点对患者的太渊、太白等穴进行按揉；如果患者痰多，就要重点对患者的丰隆穴进行按揉；如果患者感到咽喉肿痛，就要重点对患者的扶突、天鼎等穴进行按揉；如果患者消化不良，就要重点对患者的足三里、中脘、梁门、天枢等穴进行按揉。

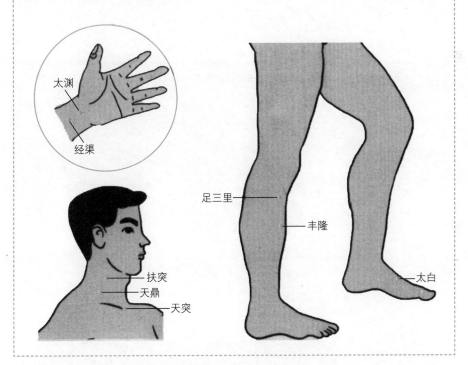

●温馨提示

在指压按摩的同时，可以借助一些辅助疗法。例如，在一盆热水中加入3～4匙辣椒粉，然后将足踝以下的部位伸入水中，这样也可以起到减轻感冒引起的各种症状的作用。

发热

在临床上，经常会出现发热的症状，发热的程度未必会和疾病的严重程度成正比。正常情况下，腋下的温度是36℃~37℃。如果温度比基础体温高1℃以上，就可以认为是发热。

症状

很多原因都会导致发热，中医认为可以将发热的原因分为两种，外感和内伤。四时气候不正，感受风、寒、暑、湿、燥、火六种外邪引起的外感热病就是外感发热；外感发热是邪正相争的表现，经常会具有卫气营血传变或者六经传变的规律，它的发病特点是较急、较快、变化较多，而且和季节时令有非常密切的关系。以内伤为病因，脏腑功能失调、气血阴精亏虚所引起的发热就是内伤发热；通常内伤发热起病徐缓，而且病程比较长，有的会反复发作。通常起病时不伴恶寒，但感觉发热，或虽然畏冷但可减衣被。

如果患者有发热的症状，就要及时地进行检查和治疗。用穴位指压疗法进行治疗可以减轻发热的症状。

指压方法

▶ 对症穴位

攒竹、迎香、百会、神庭、人中、安眠、太阳、率谷、大椎、肩井、十宣。

指压 手法

❶ 用两拇指的螺纹面分推攒竹到两侧的太阳穴，连续推30遍即可。

❷ 用两拇指的螺纹面分别对迎香、百会穴进行按压，两穴位各按压50次即可。

❸ 对神庭穴进行按揉，按揉50次即可。

❹ 用两拇指的螺纹面分别对人中与安眠穴进行按压，两穴位各按压50次即可。

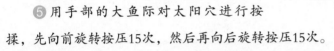

❺ 用手部的大鱼际对太阳穴进行按揉，先向前旋转按压15次，然后再向后旋转按压15次。

❻ 以率谷为中心围绕头侧面进行按揉，按揉30次即可。

❼ 五指并拢，对大椎穴进行捶击，捶击50次左右即可。

❽ 用左手拇指的指腹从患者风池穴顺颈部脊筋直接推到肩井，并对肩井穴进行点按，点按1～2遍即可。

❾ 在对十宣穴进行治疗的时候，要双侧取穴，十宣点刺出血，这种治疗方法适用于严重发热患者。

❿ 对肩井、风池、合谷进行拿捏，三穴各拿捏10～20次即可。

● 温馨提示

在发热的时候，患者要多休息，不要劳累过度。若发热是由外感引起的，要及时对患者自身的适应能力进行调节。

（1）助力降温：在患者的腋窝、额头及颈部两侧等大血管经过的部位敷湿毛巾、冰袋等；若外感风寒，无汗恶寒，则易饮用生姜、葱须煮热汤发汗，可以帮助退烧。

（2）饮食起居：患者要多饮水，使丢失的水分得到及时补充。多喝蛋花汤、米汤、红枣汤等高热量的流质食物，为身体提供必要的能量。房间要多通风，使室温降低，不要穿太多的衣服，要盖较薄的被子等。

消化道溃疡

消化道溃疡主要发生在胃与十二指肠部，为胃酸与胃蛋白酶作用在上消化道黏膜而产生的溃疡。

该病的发生与持续、过度的精神紧张有关，机械性刺激以及食物的化学性，药物的不良作用，吸烟饮酒和胃黏膜屏障的破坏与某些疾病等。最近几年，有发现称，幽门螺杆菌感染为此病发病的又一重要因素。中医认为该病多数是因为饥饱失节、饮食不节、损伤脾胃，或是情志不舒、肝气犯胃、脾失健运等造成的。治以理气和胃，止痛。

症状

症状主要包括胃部节律性、周期性疼痛，并出现嗳气、呕吐、反酸等。

对该病的形成有着决定性作用的是胃酸与胃蛋白酶。内分泌功能紊乱后会增加胃酸与胃蛋白酶的分泌量，胃排空过快，为十二指肠溃疡产生的前提；胃黏膜屏障遭到破坏，胃幽门运动功能减弱，十二指肠液出现反流则是胃溃疡出现的条件。

指压方法1

▶ 对症穴位

内关、外关、梁丘、胃俞、足三里、公孙、太冲。

指压**手法**

❶拇指指尖放在内关穴上，食指指尖放在此穴背面（外关穴处），两指着力切按，每隔20秒放松数秒，反复切按3~5分钟，直到局部出现胀重感为止。该法适用于治疗胃、十二指肠溃疡伴有疼痛、嗳气、呕吐、反酸等。

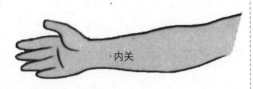

内关

❷拇指指腹着力扣按梁丘穴，每隔30秒放松10秒，反复扣按3~5分钟，以局部出现明显胀痛感为度。该法经常用来治疗胃部疼痛不止的症状。

❸拇指指腹用力对胃俞穴进行扣按，每隔20秒放松数秒，反复扣按5分钟，以局部出现较重酸胀感为度。该法能够在一定程度上止痛解痉。

❹拇指或是中指指腹对足三里穴进行轻轻的揉按，持续3~5分钟，最好是局部出现轻微酸胀感，该法适用于对腹胀、便秘、泄泻等的治疗。

❺拇指指尖放在公孙穴上，剩下的四指放在足背，拇指用较重力对该穴进行切按，每隔20秒放松35秒，反复切按2~3分钟，最好是局部出现明显酸胀感。该法适用于胃部疼痛的治疗。

❻食指指端对太冲穴进行点冲按压，用力渐渐加大，每分钟按压约200次，持续1~2分钟，局部出现明显胀痛最好。该法适用于治疗胃、十二指肠溃疡伴有呕吐酸水者。

指压方法2

▶ 对症穴位

足三里、梁丘、肝俞、脾俞、胃俞。

指压 **手法**

①掌面与脘腹部紧贴，按照顺时针方向轻柔按摩5分钟，以有温热出现为好。

②用拇指螺纹面对足三里穴进行2~3分钟的按揉，直至有酸胀感。

③用拇指螺纹面对梁丘穴进行1~2分钟的按揉，直至有酸胀感。用拇指指端对公孙穴按揉1~2分钟，直至感到酸胀。

④患者俯卧。采用揉法沿背部两侧膀胱经从上到下往返治疗1~2分钟，着力以轻柔、渗透为宜。

⑤用拇指螺纹面对肝俞穴按揉2~3分钟，以感到酸胀为宜。

⑥用拇指螺纹面对脾俞穴进行2~3分钟的按揉，以感到酸胀为宜。

⑦用拇指螺纹面对胃俞穴进行2~3分钟的按揉，以感到酸胀为宜。

⑧对背部两侧膀胱经进行直擦，对肝俞、脾俞、胃俞穴进行横擦，用小鱼际擦法对背部两侧膀胱经进行直擦，以透热为宜。用掌擦法对肝俞、脾俞、胃俞穴进行1~2分钟的横擦，以温热为宜。

● 温馨提示

生活必须有规律，劳逸结合，以免出现精神过分紧张与情绪波动。饮食要定时定量，不可无节制。不要食用浓茶、咖啡、辛辣调味品和过冷、过热以及具有较大刺激性的食品。症状严重的患者可以暂时食用流质或是半流质食物，少吃多餐。对于会对胃黏膜造成损伤的药物要禁用或是慎用。精神紧张、情绪不稳的患者可以短期使用安定等药。

肺炎

肺炎是由肺炎双球菌感染所致，常因外感风邪，劳倦过度，导致肺失宣降，痰热郁阻而发病。临床表现的特点为：起病急、寒战、高热、咳嗽、咳痰、胸痛、气急、呼吸困难、发绀、恶心、呕吐、食欲不振等。

症状

咳嗽气急，或喉中有痰声，痰多、质黏厚或稠黄，较难咳出，咳时胸痛，发热，口干欲饮水，面红，舌红，苔黄腻，脉滑数。

指压方法

▶ 对症穴位

肩井、定喘、大椎、足三里、丰隆、涌泉、肺俞、脾俞、大肠俞。

指压 手法

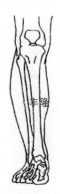
丰隆

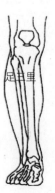
足三里

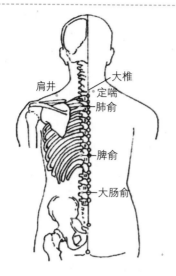
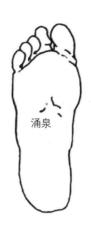

肩井　　　大椎
　　　　　定喘
　　　　　肺俞
　　　　　脾俞
　　　　　大肠俞
　　　　　涌泉

患者仰卧位，术者按压患者肩井、定喘、大椎穴和上背部，约1分钟，使患者有酸胀感为度；按压足三里、丰隆、涌泉，使患者有热辣感为佳。患者俯卧位，术者指压患者背部膀胱经，重点在肺俞、脾俞、大肠俞穴操作，以患者有酸胀感为度，再以掌根按揉膀胱经的上述穴位，操作5分钟。

● 温馨提示

1.发热期间饮食宜清淡易消化，以流质、半流质为好，如粥类、米粉、藕粉、果汁、绿豆汤等，且多饮水，保持二便通畅。恢复期间退热后可进食润肺生津食物和肉汤类，如牛奶、蛋、鱼汤、瘦肉汤、丝瓜、荸荠、银耳、沙参、玉竹、山药、扁豆、蜂蜜等。

2.禁食温热食物及油腻肥厚辛辣之品，以免助热生痰。此外，过甜过咸之食物助湿生痰，酸味收敛，使痰不易咯出，均不宜食用。

健忘

大脑是使用频率最高也最容易疲劳的器官。长时间用脑，不注意休息，可引起脑胀、反应迟钝、思维能力下降。随着年龄的增长，大脑功能逐步减弱，脑力逐渐减退，出现记忆力差、健忘等症状。进入老年，脑力减退更明显。

症状

健忘失眠，精神疲倦，记忆力差，神疲乏力，不思饮食，口淡乏味，心悸心慌，面色苍白，舌淡，苔薄白，脉细弱。

指压方法

▶ 对症穴位

太阳、风池、肩井、肾俞、腰阳关、命门、足三里、三阴交。

指压手法

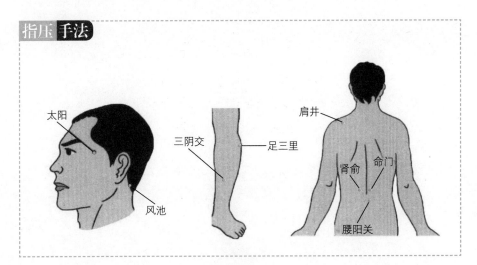

患者俯卧位，术者按揉患者颞部（太阳穴）、视神经交叉点（风池穴）、颈项（肩井穴），脑为元神之府，颈项上承头面，下续躯干，活动多而易劳损，头面颈项按摩具有祛风通络、宁神开窍的作用。按揉脊柱（督脉），按揉夹脊（膀胱经线），重点按揉腰骶部（肾俞、命门、腰阳关）。督脉主一身之阳，夹脊属太阳膀胱经，腰为肾之府，肾藏先天之精，故腰背部保健具有增强机体免疫力、防衰老的作用。顺时针或逆时针方向摩腹，揉胃脘，摩脐，揉天枢，摩丹田。按揉足三里、三阴交。

● 温馨提示

①嘱患者利用记事本、便签纸随时记录自己的信息；用有规律的生活来调整状态。

②健忘多因思虑过度、脾虚生化乏源、心肾不足、脑髓失养所致，治疗的方法应是养精填髓、益气养血、化痰通窍、滋阴补肾、祛痰醒脑。除了药物及食物治疗外，推拿治疗不失为一种好方法，应该让患者多参加集体生活，避免生活孤单，应在家人的陪同下，适当地参加一些体育锻炼，如每天坚持30分钟的慢跑等，它可以让患者体质增强、全身血液循环充分，脑部得到的营养和气血增多。

食 疗 保 健

中医食疗法

用料：猪脑1个，黑木耳15克，植物油、细盐、黄酒、香葱、味精适量。

食法：猪脑挑去血筋，洗净，黑木耳冷水泡胀，洗净，去杂质，仍浸泡在冷水中备用。起油锅，放植物油1匙，中火烧热，倒入木耳，翻炒3分钟，加黄酒1匙，细盐半匙，冷水少许，焖3分钟，猪脑放入，加冷水1碗半，小火慢炖至半小时后，加香葱，味精少许，盛碗佐餐。

眩晕

眩晕是目眩、头晕的意思，如坐车船，旋转不定，两种症状常同时出现，所以统称为眩晕。症状比较轻的闭上眼睛就可以止住，症状重的可以伴有恶心、呕吐、汗出，甚至昏倒等。

本病在现代医学中，包括内耳性眩晕、脑动脉硬化、高血压、颈椎病、贫血、神经衰弱、脑震荡后遗症以及某些脑部疾患等。中医认为眩晕发生的原因有肝阳上亢、痰浊中阻、肾精不足、气血亏虚、瘀血内阻，而以肝阳上亢、气血亏虚多见。

一、肝阳上亢

症状

眩晕耳鸣，头痛且胀，每因烦劳或恼怒而头晕，头痛增剧，面色潮红，急躁易怒，少寐多梦，口苦，舌红，苔薄黄，脉弦。

指压方法

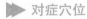 对症穴位

对症穴位 心俞、肝俞、肾俞、命门、曲池、三阴交。

指压手法

患者俯卧位，术者取站立位或弓步沉肩，肘关节微屈，腕部略背伸，以全掌着力，按放于治疗部位，以肩关节发力，通过肘关节屈伸带动前臂、腕，使全掌在治疗部位，即患者心俞、肝俞、肾俞、命门等穴

位做按压每穴约1分钟。加力时，可以用另一手掌根部重叠按于掌背上协同用力。用拇指与食、中二指，将患者曲池穴部位夹持、提起，并同时揉捏，动作要轻柔，按揉三阴交每穴约1分钟。

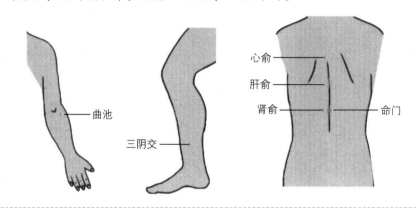

二、痰浊中阻

症状

眩晕，头痛，胸脘痞闷，泛泛欲呕，少食多寐，舌苔白腻，脉濡滑。

指压方法

▶ 对症穴位

中府、云门、足三里、丰隆、脾俞、胃俞。

指压手法

术者指压患者中府、云门、足三里、丰隆、脾俞、胃俞，术者用掌根着力于受术穴区，先轻渐重、由浅入深地向下按压。同时做或左或右的小幅度回旋揉动，并带动受术皮肤一起环转，使之产生内摩擦，待得气后，稍作停留再继续按揉3～10秒，再逐渐边按揉边由深层返回至浅层，反复操作5～19分钟。

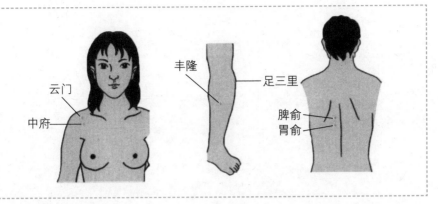

三、肾精不足

症状

　　眩晕，神疲健忘，腰膝酸软，遗精耳鸣，失眠多梦；或四肢不温，舌质淡，脉沉细；或五心烦热，舌质红，脉弦细。

指压方法

▶ 对症穴位

大椎、翳风、肾俞、命门、大肠俞、承山。

指压 手法

　　点按肾俞、命门，术者两手张掌，四指放在患者两腰处，两手拇指伸直，分别置于患者左右两侧肾俞穴，力量集中于指端，同时着力，并略向上斜点，连续对点3次。再以相同的操作方法施术于患者双侧命门穴。按揉大肠俞、承山，术者用掌根着力于受术穴区，先轻后重、由浅入深地向下按压，同时做或左或右的小幅度回旋揉动，并带动受术皮肤一起环转，使之产生内摩擦，待得气后，稍作停留再继续按揉3～10秒，再逐渐边按揉边由深层返回至浅层，反复操作5～19分钟。

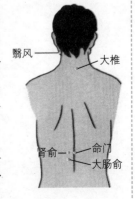

四、气血亏虚

症状

头晕眼花，动则加剧，面色苍白，唇甲不华，心悸失眠，神疲懒言，饮食减少，舌质淡，脉细弱。

指压方法

▶ 对症穴位

中脘、血海、足三里、心俞、脾俞、胃俞。

指压手法

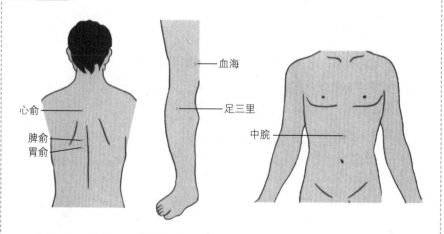

推中脘，摩腹。操作者沉肩，肘关节微屈，腕部略背伸，以全掌着力，按放于治疗部位，以肩关节发力，通过肘关节屈伸带动前臂、腕，使全掌在治疗部位，即中脘穴做单方向直线擦拭。操作者用手掌面着力于患者腹部，通过肩关节在前外方向的小幅度环转，使着力面在治疗部位做有节奏的环行平移摩擦。按揉患者血海、足三里、心俞、脾俞、胃俞，张掌，拇指按放在脾俞穴，作揉按活动每穴约1分钟。两拇指按放在胃俞穴，用指端作按揉活动3~5分钟。

五、瘀血内阻

症状

眩晕，头痛，或兼见健忘，失眠，心悸，精神不振，面或唇色紫黯，舌有紫斑或瘀点，脉弦涩或细弦。

指压方法

▶ 对症穴位

中脘、章门、期门、云门。

指压手法

揉中脘、章门、期门、云门。患者仰卧位，操作者站立位或坐位，沉肩、垂肘，以中指端、拇指端或者掌根按压在治疗部位，在肩、肘、前臂与腕关节的协同下，做小幅度的环旋转动，并带动施术处的皮肤一起环转，使之与内层的组织之间产生轻柔缓和的内摩擦。患者膝关节屈曲，术者拿揉患者承山。术者用拇指及其余四指指腹分别放在患者承山穴两旁的肌肉处，边按边揉，用力要轻柔缓和，操作5～8遍。

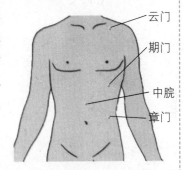

云门
期门
中脘
章门

● 温馨提示

① 头部指压治疗，固定患者头部，不要使头部晃动，防止头晕加重。

② 患者应该注意劳逸结合，并且要保证足够的睡眠时间。

③ 保持心情舒畅、乐观，防止七情内伤。

④ 对肾精不足者要节制房事，切忌纵欲过度。

⑤ 对痰浊中阻者，忌食肥甘厚味之物。

⑥ 素体阳盛者，忌食辛燥之品。

嗜睡

嗜睡最明显的症状就是白天睡意过多，在现代医学中经常把它叫作自主神经功能紊乱证。大多是因为肾阳虚导致。

症状

神疲欲卧，朦胧迷糊，闭目即睡，而且还会出现记忆中断或者记忆力下降的现象。通常还兼有心虚或脾虚症状。

指压方法1

▶ 对症穴位

头维（双）、额中、天柱、百会、四神聪。

指压 手法

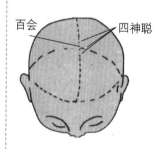
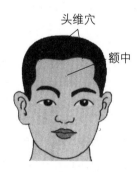
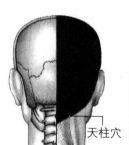

选择叩法。先从百会→四神聪→头维→额中，再天柱→天柱，用四指进行叩击（强叩），每个穴位叩击30～40下，每日治疗1次。

指压方法2

▶▶ 对症穴位

极泉。

指压 手法

　　选择扪法。对极泉进行强压，强压时间为1.5～3分钟，每日治疗1次。

● 温馨提示

　　食疗是消除嗜睡症状的好方法，对于轻度嗜睡症具有良好的治疗效果。轻度嗜睡症患者往往表现为乏力嗜睡、精神萎靡，此时可通过一定的食疗措施来改善。嗜睡症患者的饮食要求清淡，乏力嗜睡食疗一定要注意保持饮食的清淡，因为食用过于油腻，会加重消化道的负担，减少大脑的供血量，从而使人产生嗜睡的症状，导致学习和工作效率下降，新鲜的蔬菜和水果，牛奶，是嗜睡食疗不可缺少的。

癔症

　　癔症是一种比较常见的精神障碍，又被叫作歇斯底里。它是一种由内心冲突、情绪激动、重大生活事件、暗示或自我暗示等精神因素作用于易病个体而引起的精神障碍。它没有相应的器质性损害，而是主要表现为各种躯体的症状，意识范围变小、精神暴发或者选择性遗忘等精神症状。在中医中属于"郁证"和"脏躁"的范围。在青年人群中多发，尤以女性多见。大多是因为怒气伤肝或情志不遂引起的。

症状

　　癔症大多是突然发作的，可以持续数小时乃至数天，在发作完后如常人。经常见到的症状是胡言乱语，哭笑无常，手舞足蹈；或者闷闷不乐，情志抑郁，表情淡漠，恐惧多疑；或者感觉喉间有异物，有的时候感觉像是癫痫发作；在发作的时候患者会咬人、喊叫、撕破衣物和感觉障碍等。

指压方法1

▶ 对症穴位

人中、巨阙、灵道、合谷。

 手法

　　选择切法和扪法。先用指尖切人中，然后切巨阙，最后用双手拇指对双侧灵道、合谷进行强切或强压。每穴治疗1.5～3分钟。每日治疗1次或者每隔1日治疗1次。

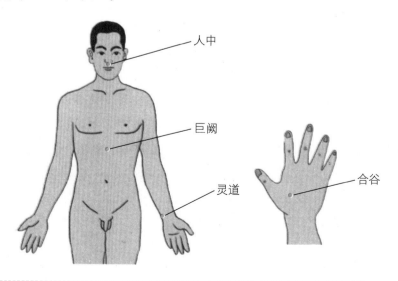

人中

巨阙

灵道

合谷

指压方法2

▶ 对症穴位

百会、人中、涌泉（双）、合谷（双）。

指压 手法

选择切法、扪法，揉法、点穴法。揉百会，切人中，强压涌泉和合谷，每穴治疗3～5分钟即可。

指压方法3

▶ 对症穴位

人中、合谷（双）。

▶ 配穴穴位

神门，或配大陵、内关。

指压 手法

选择切法和扪法。每次取主穴或者加配穴。强切或强压已取穴位，每穴治疗1.5～3分钟，直到缓解方可停止。每日治疗1次。

指压方法4

▶ 对症穴位

分2组穴，一组为肺俞、心俞、三焦俞、次髎、中脘、关元、三阴交；二组为膻中、中脘、气海、合谷。

▶ 配穴穴位

人中。

指压 手法

　　选择叩法。通常取第一组穴；在癫痫样发作的时候取第二组穴。用4指对所选穴位进行叩击，每穴叩击30～40下。频率为每分钟100～120次，需注意要对合谷和人中用切法。第一组穴选择轻中叩刺，第二组穴选择重叩刺，每日叩刺1次。在叩击完后，要温灸关元穴。这种方法适用于癔症发作的时候。

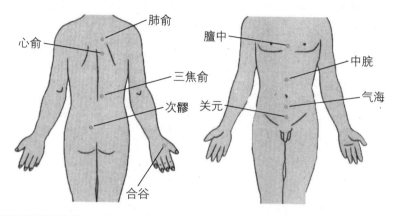

心俞　肺俞　三焦俞　次髎　合谷

膻中　中脘　气海　关元

● 温馨提示

　　遇到癔症发作时，保持镇定的情绪，维护好病人及周围环境的安静是首要的。心理护理是主要的护理措施之一。其中，尤为重要的是要掌握和能很好地应用各种有关的暗示方法和技巧协助医生，帮助病人。采用支持心理治疗方法，调动病人的积极性，激发其对生活的热情，坚定病人战胜疾病的信心。

慢性胃炎

凡由于脾胃受损，气血不调所引起的胃脘部疼痛，称为胃痛。慢性胃炎可由急性胃炎转变而来，也可因不良饮食习惯，长期服用对胃有刺激的药物，口、鼻、咽、幽门部位的感染病灶及自身的免疫性疾病等原因而导致。临床表现为慢性反复性的上腹部疼痛、胃口差、消化不良、胃酸过多、饱胀感、嗳气等。临床常见胃气壅滞与脾胃虚寒2型。

一、胃气壅滞

症状

胃脘胀痛，食后加重，嗳气，有酸腐气味，或有明显伤食病史，或有感受外邪病史，或有怕冷、怕热、肢体困重等感觉，舌红，苔薄白或厚，脉滑。

指压方法1

▶ 对症穴位

中脘、建里、天枢、足三里、肝俞、脾俞、胃俞、三焦俞。

指压手法

患者取仰卧位，医者于患者右侧，按揉患者中脘、建里、天枢等穴，继之用一指禅推法结合按揉法，在足三里穴操作，时间共约10分钟。患者俯卧位，术者用较重的点、按法治疗患者肝俞、脾俞、胃俞、三焦俞，时间约2分钟，用擦法在背腰部操作，以透热为度，顺时针方向摩腹，重点在中脘、天枢穴时间约5分钟。

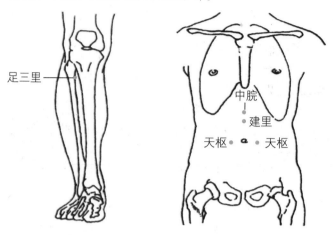

二、脾胃虚寒

症状

胃脘隐痛，遇寒冷或饥饿疼痛加剧，得温暖或进食后则缓解，喜温暖，喜按揉，伴有面色差，神疲，四肢乏力、不温，食少便稀薄，或吐清水，舌淡，苔白，脉虚弱。

指压方法2

▶ 对症穴位

中脘、建里、天枢、足三里、肝俞、脾俞、胃俞、三焦俞、气海、关元、天突、章门、期门、肾俞、命门。

指压手法

患者取仰卧位，医者于患者右侧，按揉中脘、建里、天枢等穴，继之用一指禅推法结合按揉法，在足三里穴操作，时间约10分钟。用柔和的一指禅推法结合揉法，自天突向下至中脘穴治疗，重点在气海、关元，在气海穴治疗时间可以适当延长；然后轻柔地按揉两侧章门、期门，时间约3分钟；用较重的手法按揉背部的肝俞、脾俞、胃俞。直擦背部督脉、横擦左侧背部及腰背部，按揉肾俞、命门穴，以透热为度。

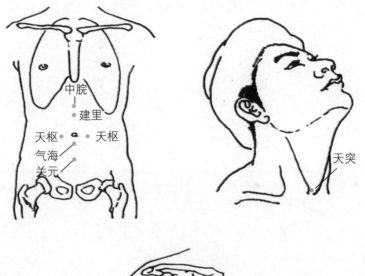

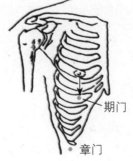

胃下垂

胃下垂即站立的时候胃的下缘达到盆腔，胃小弯角切迹低于髂嵴连线。该病大多是因为膈肌悬吊力不充足，肝胃、膈胃韧带功能减退且松弛，腹内压下降以及腹肌松弛，兼之体质或者体形等因素，造成胃的形状为极低张的鱼钩状。

症状

轻度下垂的患者通常没有症状表现出来。下垂明显的患者有上腹饱胀、不适，饭后明显，伴有厌食、嗳气、恶心、便秘等，有的时候腹部感到深部隐痛，经常在餐后、站立以及劳累后加重。胃长期下垂的患者经常会出现乏力、消瘦、心悸、站立性昏厥、低血压、头痛、失眠等症状。

指压方法1

指压手法

（1）取坐姿，两手掌指着力，与腰部紧贴，用力往下擦到骶部。这样反复施术2分钟左右。

（2）取仰卧位，两膝关节屈曲，足底着床。先努力把骶、臀部向上抬高，同时收缩会阴，之后躺下。这样一抬一放反复进行5分钟左右。

（3）取仰卧位，两下肢伸直，先让头、胸、上肢做仰卧起坐势，而后放下。这样一坐起一躺下，反复进行2~5分钟。

指压方法2

▶▶ 对症穴位

中脘、气海、关元、足三里等。

指压 手法

（1）患者仰卧。施术者站在一侧，一手中指端着力，对患者中脘、气海、关元穴进行点按，各1分钟左右。

（2）患者仰卧，髋、膝屈曲。施术者站在患者的右侧，右手掌指尺侧着力，放在左侧下腹部胃下界处。伴随患者呼吸运动操作，呼气的时候缓缓从外到内、向上推挤胃底到脐部，吸气的时候要放松，反复施术5分钟左右。施术时手法要从浅到深，用力要和缓深沉，不可过急过猛。

（3）患者仰卧。施术者站在患者一侧，两手掌指交替着力，从上腹到肚脐再往小腹部，进行环形揉动，逐渐扩到全腹，反复施术3分钟左右。

（4）患者仰卧。施术者两手拇指端着力，分别在患者两侧膝关节外膝眼下3寸处足三里穴各进行1分钟左右的按揉。

（5）患者俯卧，背脊裸露。施术者两手半握拳，拇指伸直，食指与中指横抵在患者尾骶部，两手交替沿着督脉循行线往前推进，边捏边推，往上一直推到第7颈椎，这样反复进行3遍。每推捏三下，就要往后上方用力提一下，以此来加强对脏腑俞穴的刺激。

指压方法3

▶▶ 对症穴位

气海、关元、大横、天枢、脾俞、胃俞、大肠俞。

指压手法

（1）患者仰卧，施术者坐在右侧。施术者先用右手拇指指腹往上对气海、关元、大横、天枢穴进行3～5分钟的按压。

（2）施术者将右手掌根贴着左右下腹部向上按揉，反复施术3～5分钟。

（3）患者俯卧，施术者站立。用双手捏脊法，从腰骶部开始向上捏脊3～5遍。捏脊的时候不可间断，在脾胃俞、大肠俞等穴处要往上提。

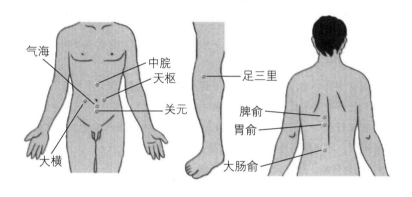

● 温馨提示

每天早晚各进行一次指压，长期坚持能够有效治疗轻度或是重度胃下垂。以少食多餐为宜，不可暴饮暴食。忌烟酒，禁肥甘、辛辣刺激的食物，要多食容易消化、营养丰富的食品。不要参加重体力的劳动与剧烈的活动。饭后散步对该病的治愈有利。患者要保持乐观的态度，耐心地坚持治疗、康复锻炼以及食物调理，要有信心与疾病做斗争。如果已经患有慢性消化性疾病，就应该积极地进行治疗。

胃痉挛

胃痉挛是继发于其他疾病（如急、慢性胃炎，胃、十二指肠溃疡及胃神经官能症等）的一种症状，常因烟酒不节、妊娠等引起胃酸分泌过多，刺激胃黏膜，导致胃平滑肌发生阵发性强烈收缩所致。其临床表现为：突然发作，其痛如钻、如刺、如灼、如绞；疼痛常向左胸、左肩胛、背部放射，同时腹部肌肉发生痉挛；伴有恶心：呕吐、面色苍白、手足厥冷、冷汗，甚至休克。根据病情的轻重，数分钟或数小时后，患者可因出现暖气、欠伸、呕吐而缓解。其发作周期有一日数次或数日、数月1次。一般常见肝胃蕴热、寒邪内侵2型。

一、肝胃蕴热

症状

胃脘部灼热疼痛，痛势急，伴有恶心呕吐、反酸、口干口苦，口渴喜冷饮，烦躁易怒，舌红，苔黄，脉弦数。

指压方法

▶ 对症穴位

中脘、内关、天枢、气海、脾俞、胃俞。

患者全身放松。医者通过在中脘用双手掌根用力，作顺时针方向的上腹部按摩，速度均匀，旋转回环，由轻到重。然后点揉内关穴，边点边揉1分钟，持续30秒，再重新点按。最后配合点天枢、气海、脾俞、胃俞等穴。用一轻一重的手法原则治疗，在对患者治疗过程中还要用心理疗法减轻其心理负担，治疗完毕，要求患者喝200ml温开水，治疗时间大约10分钟。

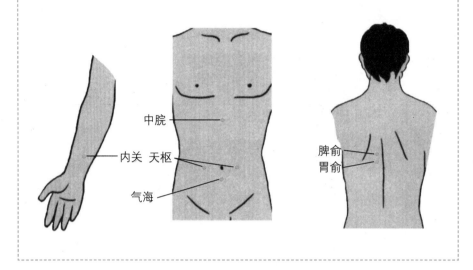

中脘

内关 天枢

气海

脾俞
胃俞

二、寒邪内侵

症状

　　胃脘部疼痛、满闷不适，遇寒时疼痛加重，得温敷、热饮可以缓解，伴有四肢不温，不思饮食，舌淡红，苔薄白，脉弦紧。

指压方法

▶ 对症穴位

　　大杼、肾俞、意舍、志室、胃俞、大肠俞、上脘、中脘、下脘、梁门、期门、章门、天枢、足三里。

指压 手法

　　患者俯卧位，术者手掌分别揉大杼至肾俞，拇指揉拨膀胱经一线，从上至下，重点在肝、脾、胃附近找敏感点反复揉压。拇指分别揉拨腰部两侧膀胱经二线，从意舍至志室，重点点按胃俞，以局部发热为度，肘尖分别点压大肠俞1分钟左右。患者仰卧，术者立于侧面，用单掌顺时针揉中脘1分钟左右，拇指点按上、中、下三脘。双拇指点按梁门、期门、章门。双拇指点按天枢，以小腹至大腿发热为度。拇指点揉两侧足三里约2分钟。

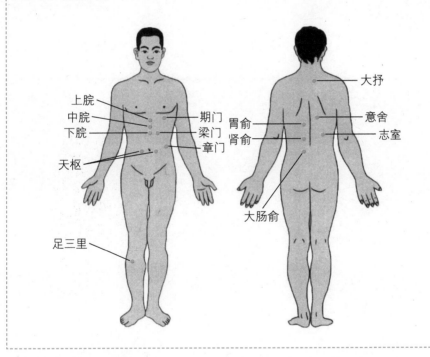

上脘　中脘　下脘　天枢　期门　梁门　章门　足三里　大杼　意舍　志室　胃俞　肾俞　大肠俞

胆囊炎、胆石症

胆囊炎为一种较为常见的疾病，发病率比较高。胆囊炎按照临床表现及临床经过进行分类，可以分成急性与慢性两种，且多和胆石症并存。

症状

急性胆囊炎多是结石或者寄生虫嵌顿梗阻胆囊颈部造成的，患者右上腹剧痛或者绞痛，疼痛发作时经常是突然的，且非常剧烈，或者表现出绞痛样。如果为胆囊管非梗阻性急性胆囊炎，右上腹疼痛通常不剧烈，多是持续性胀痛，当胆囊炎症加剧时，疼痛也会加重，疼痛具有放射性，右肩部与右肩胛骨下角等是最为常见的放射部位。

指压方法

 对症穴位

太冲、阳陵泉、支沟、胆俞。

指压手法

①对双侧太冲弹压3分钟。

②对双侧阳陵泉弹压3分钟。

③对双侧支沟弹压3分钟。

④对右侧胆俞进行指压，力度从轻到重，直至患者不能忍受，当剧痛稍稍缓解时停止指压。

每天治疗2次，15次为1个疗程。

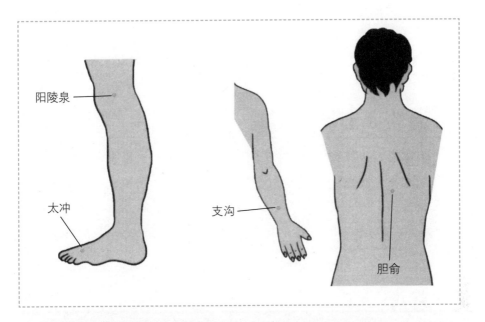

●温馨提示

（1）急性者要配合禁食、抗感染、解痉止痛等处理。

（2）病情危重或已经出现胆囊穿孔、肝脓肿等并发症的时候，要尽早进行手术治疗。

（3）慢性者可配合用中药排石汤，以解痉排石。

泄泻

泄泻是以排便次数增多，粪便稀薄，甚至泻出如水样的大便为主，多由脾胃运化功能失职，湿邪内盛所致。临床表现以腹痛、肠鸣、大便次数增多（一日数次或10多次），粪便稀薄如水为主要症状。根据发作时特点及伴随症状的不同一般分为寒湿泄泻、湿热泄泻、食滞肠胃3型。

一、寒湿泄泻

症状

　　泻下清稀，甚至如水样，伴有腹痛肠鸣、脘闷食少，或兼有恶寒发热、鼻塞头痛、肢体酸痛，舌淡红，苔薄白，脉浮。

指压方法

▶ 对症穴位

中脘、天枢、气海、关元、脾俞、胃俞、大肠俞、足三里。

指压 手法

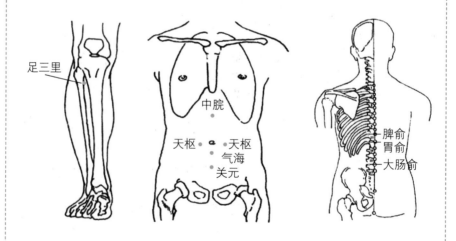

　　指压方法患者仰卧位，术者用沉着缓慢的一指禅推法由中脘开始缓慢向下移至气海、关元，往返操作5～6遍。用掌摩法逆时针摩腹，时间大约8分钟。患者俯卧位，术者沿脊柱两旁从脾俞到大肠俞按揉治疗，每穴约1分钟。轻柔地按揉气海、关元、足三里穴，每穴约2分钟，在气海穴治疗的时间可以适当延长。

二、湿热泄泻

症状

　　腹痛即泻，泻下急迫，势如水注，或泻后不爽，粪色黄褐而臭，伴有烦热口渴，小便短赤，肛门灼热，舌红，苔黄腻，脉滑数或濡数。

指压方法

▶ 对症穴位

大肠俞、长强、脾俞、胃俞、天枢。

指压手法

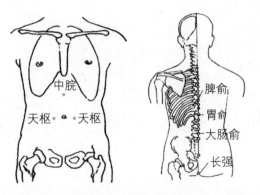

中脘

天枢　天枢

脾俞

胃俞

大肠俞

长强

　　患者仰卧位，术者用按揉法沿脊柱两旁的膀胱经从脾俞穴到大肠俞治疗，每穴约1分钟。点按以上诸穴，每穴操作1分钟，以酸胀感为度。在胃肠部施用摩法约2分钟，以逆时针方向进行。

● 温馨提示

　　①急性泄泻应到肠道隔离门诊治疗，进行大便常规检查，在排除肠道传染病的情况下，才能做推拿治疗。

　　②指压治疗的同时，应注意饮食，避免生冷，禁食荤腥油腻之物。

　　③对胃肠神经官能症患者，尤其需要注意掌握心理因素，因势利导。

呕吐

呕吐是指胃失和降，气逆于上，胃内容物经食道、口腔吐出的一种病症。有物有声为呕，有物无声为吐，无物有声为干呕，但呕与吐常同时发生，很难截然分开，故并称为呕吐。根据病因及发作时特点的不同可分为饮食停滞和肝气犯胃2型。

一、饮食停滞

症状

呕吐酸腐，脘腹胀满，嗳气厌食，得食则呕吐加重，吐后反缓解，伴有大便气味臭秽，舌淡红，苔厚腻，脉滑实。

指压方法

▶ 对症穴位

足三里、丰隆、解溪、中脘、天枢、神阙、脾俞、胃俞。

指压手法

患者屈膝仰卧位。术者用轻快的一指禅推法沿腹部任脉从上而下往返治疗，重点在中脘穴，时间约5分钟；用掌摩法在上腹部作顺时针方向按摩，时间约3分钟；点按中脘、天枢、神阙穴，每穴约2～3分钟。术者用指揉法在脾俞、胃俞穴治疗，以有酸胀感为度。术者用按揉法在足三里、丰隆、解溪等穴处操作3～5分钟。

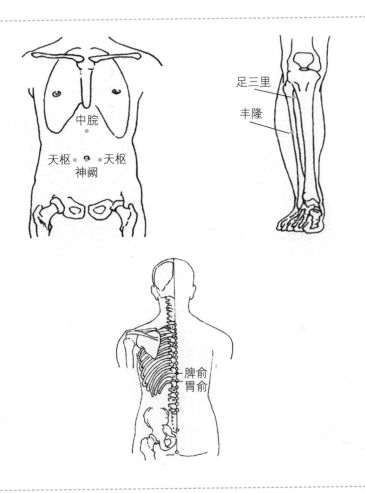

● 温馨提示

　　①呕吐为消化系统的常见症状，轻者仅是胃肠黏膜自我保护的一种生理功能，重者可提示为某些凶险急症的预兆，如脑血管疾病、恶性肿瘤等。

　　②病人应注意少食多餐，忌食生冷不干净的食物，饮食以清淡易于消化为主，对于急腹症、消化道出血及脑水肿引起的呕吐，应根据病情迅速采取其他抢救措施，以防耽误病情。

便秘

便秘，也叫习惯性便秘，或是功能性便秘，为一种大便秘结不通，排便时间延长，或者有便意但艰涩不畅的病症。在临床上比较常见。

多数是由缺乏排便动力，或者津液枯燥引起的。如年老体弱，气血双虚，肾阳虚衰，津液不足；或是情志不畅，忧愁思虑，日久伤脾，脾运功能减弱；或是经常食用辛辣厚味，胃肠积热；或是水分缺乏，饮食过少，食物中纤维素不足；或是妊娠多次，过于肥胖，分娩后没有定时排便的习惯等因素，都可以引起便秘。也可以继发于其他疾病。

症状

大便秘结不通（2天以上排1次便），时发时止，或是干燥坚硬，状似羊屎。并可能出现腹痛、腹胀等症。中医通常分寒秘、热秘、血秘、虚秘、气秘。前两种大多是实证，后三种大多是虚证。

指压方法1

▶ 对症穴位

天枢。

指压手法

选择两侧天枢穴，平揉、压按每穴各100遍。便秘时间不长的患者，1～2次便可通便。习惯性和老年性便秘的患者5～6次便能通便。

指压方法2

▶ 对症穴位

分2组穴,一组为中脘、天枢、大横、关元;二组为肝俞、脾俞、胃俞、肾俞,大肠俞、八髎、长强。

指压 手法

第一组穴(腹部)采用扣法,一指禅推法,每穴1分钟左右。第二组穴(背部)采用指揉法、一指禅推法,沿脊柱两侧从肝俞、脾俞至八髎往返5分钟,然后对肾俞、大肠俞、八髎、长强穴进行点揉。每天1次。

指压方法3

▶ 对症穴位

大肠俞、支沟、八髎、天枢、照海。

指压 手法

采用推法、揉法。八髎穴采用推压法推压(由上而下)5遍,其余穴道采用揉压,每穴3~5分钟。每天1次。实证取泻法,虚证取补法。

● 温馨提示

预防便秘,要形成良好的排便习惯,每天定时进行排便,构成条件反射,形成良好的排便规律。想要排便的时候不要忽视,要及时排便。排便的环境与姿势尽可能要方便,以免对便意造成抑制、破坏排便习惯。

面神经麻痹

面神经麻痹别称（贝尔麻痹，面神经炎，即我们常说的"面瘫"、"吊线风"、"歪嘴巴"），为一种以面部表情肌群运动功能障碍为主要特征的常见病症。造成面神经麻痹的原因有许多，临床上将其归于中枢型面神经麻痹及周围型面神经麻痹两种类型。

症状

口眼歪斜为其常见的症状。该病为一种常见病、多发病，且没有年龄限制。一般情况下，抬眉、闭眼、鼓嘴等最基本的动作患者甚至都不能完成。

指压方法

▶ 对症穴位

颊车、地仓、合谷、牵正。

指压手法

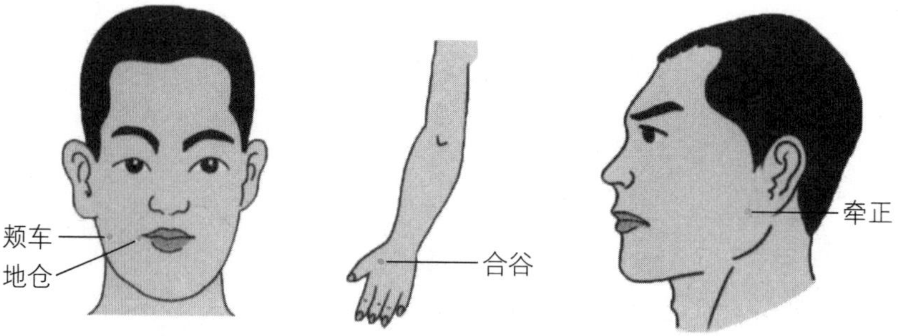

颊车
地仓

合谷

牵正

①对双侧频车揉压1.5～3分钟。

②对双侧地仓揉压1.5～3分钟。

③对双侧合谷掐压3～5分钟。

④对双侧牵正掐压3～5分钟。

每日治疗1次。

● 温馨提示

（1）面神经麻痹通常经过1～2个疗程的穴位指压治疗，大部分患者都能治愈。起病初期可以用针炎加以配合。

（2）发病开始时由于眼睑难以完全闭合，灰尘容易侵入，每天点眼药水2～3次，避免受到感染。

（3）为防被风寒邪气吹拂，可以戴眼罩、口罩加以防护。

（4）中医认为面神经麻痹主要是因为抵抗力下降、虚邪贼风侵袭经络不通所致，故要加强体育锻炼，避免熬夜。

偏瘫

脑中风后遗症（偏瘫）是指急性脑血管疾病治疗后脱离生命危险，但留下肢体功能障碍的病症。表现为意识清醒，但上下肢运动不能协调，口齿不清，吞咽不利，关节强直，半身不遂，口眼㖞斜，口角流涎，手足麻木等。

症状

半身不遂，肢体强痉，口舌歪斜，言语不利，伴有眩晕头胀痛，面红目赤，心烦易怒，口苦咽干，便秘尿黄；或伴有腹胀便秘，头晕目眩，口黏痰多，午后面红、烦热等，舌红，苔黄厚或腻，脉弦滑有力。

指压方法

▶ 对症穴位

肩髃、曲池、手三里、八髎、环跳、承扶、殷门、委中、承山、髀关、伏兔、风市、梁丘、血海、膝眼、足三里、三阴交。

指压 手法

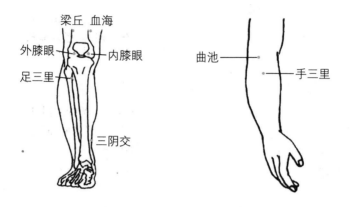

患者侧卧位，医者立于患侧，先拿揉肩关节前后侧，继之搓摸肩关节周围，再移至上肢，依次攘上肢的后侧、外侧与前侧（从肩到腕上），往返攘2～3遍；然后按揉肩髃、曲池、手三里等上肢诸穴，每穴约1分钟；轻摇肩关节、肘关节及腕关节，按揉全上肢5遍；最后搓、抖上肢，捻五指。患者俯卧位，医者立于患侧，先推督脉与膀胱经至骶尾部2～3遍，继之施按揉法于膀胱经夹脊穴及八髎、环跳、承扶、殷门、委中、承山等穴每穴约1分钟；轻快拍打腰骶部及背部2分钟；按揉背部、腰骶部及下肢后侧，拿风池、按肩井每穴约1分钟。患者仰卧，医者立于患侧，先患肢外侧、前侧、内侧，往返攘2～3遍；然后按揉髀关、风市、伏兔、血海、梁丘、膝眼、足三里、三阴交，每穴约1分钟；轻摇髋、膝、踝等关节；拿捏大腿、小腿肌肉5遍；最后搓下肢，捻五指。

面痛

面痛主要是指三叉神经分支范围内反复出现阵发性、短暂、闪电样、刀割样、火灼样疼痛，无感觉缺失等神经功能障碍，检查无异常的一种病症。

症状

疼痛呈阵发性抽动样痛，痛势剧烈，遇冷加重，得热则舒，舌淡红，苔薄白，脉浮紧。

指压方法

▶ 对症穴位

太阳、头维、上关、下关、翳风、颊车、听宫、听会、耳门、颧髎、睛明、四白、外关、合谷。

指压手法

患者仰卧位或坐位。医者以一指禅推法从太阳至头维，从太阳到上关和下关，往返6～8遍。以一指禅推法沿眼眶做"8"字形操作，往返5～6遍。指按揉翳风、颊车、下关、听宫、听会、耳门、太阳、颧髎、睛明、四白，每穴1分钟。用扫散法在颞部胆经循行路线，自前上方向后下方操作，两侧交替进行，各做30次左右。用大鱼际揉法在颜面部应用约3分钟。用点法、指揉法在触发点上施用1分钟左右，刺激要强。按揉外关、拿合谷，每穴约1分钟，用力以患者酸胀为度。

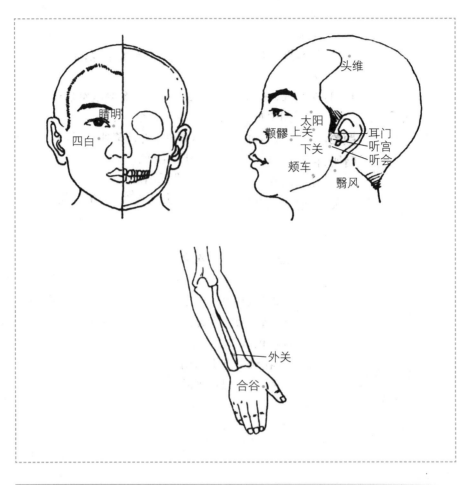

● 温馨提示

　　1.嘱患者慎起居，避风寒，以防御外邪侵袭；适当参加锻炼，以增强体质，避免吃辛辣等刺激性食物。

　　2.调节情志，避免不良情绪的刺激。

胁肋痛

胁肋痛是指以一侧或两侧胁肋部疼痛为主要表现的病症。胁，指胁肋部，位于胸壁两侧由腋部以下至第十二肋骨之间。急、慢性肝炎，胆囊炎，肋间神经痛等，凡以胁痛为主要表现的，均可以参考本病证辨证论治。根据病因及发作时特点的不同一般分为肝气郁结、瘀血阻络2型。

一、肝气郁结

症状

胁肋部胀痛，疼痛位置不固定，疼痛每因情志喜怒而增减，伴有胸闷，饮食减少，嗳气频繁发作，喜欢叹气，舌淡红，苔薄白，脉弦。

指压方法

▶▶ 对症穴位

膈俞、肝俞、胆俞、章门、期门、气海俞、关元俞。

指压手法

患者取坐位或仰卧位，医者用点法或按法在患者背部膈俞、肝俞、胆俞及压痛点处施术，每穴约3分钟。用擦法在背部膀胱经施术，以透热为度。用指按揉患者章门、期门穴，每穴约1分钟。用擦法施于患者两侧胁肋部，以透热为度。搓两胁，约1分钟。指压气海俞、关元俞，每穴约2分钟。

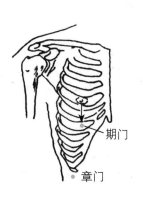

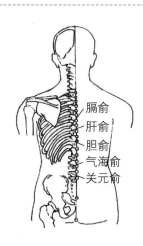

二、瘀血阻络

症状

　　胁肋刺痛，痛有固定部位而怕按，夜间疼痛加重，伴面色晦黯，或胁肋下可触摸到结块，舌紫黯，可见瘀点，苔白，脉沉弦。

指压方法

▶ **对症穴位** 章门、期门、太冲、行间、膈俞、肝俞、胆俞。

指压手法

　　医者用指按揉患者章门、期门穴，每穴约1分钟。用点法或按法在太冲、行间处治疗，每穴约1分钟。掌摩胁肋部，约3分钟。指摩右上腹及剑突下，约2分钟。医者用点按法在患者背部膈俞、肝俞、胆俞及压痛点的位置施术，每穴约3分钟，刺激要强。用一指禅推法在患者背部膀胱经处施术，约3分钟，以患者感觉有酸胀舒适感为度。

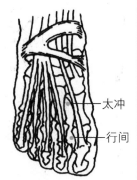

三叉神经痛

三叉神经为支配颌面部的感觉以及运动功能的一种主要脑神经。三叉神经痛即发生在三叉神经分布区域中的阵发性电击样剧烈疼痛，持续数秒或是数分钟，间歇期没有症状表现。病程为周期性发作，疼痛除了自发之外，还可以由刺激扳机点造成。

症状

发作时，常常突然停止说话、进食等活动，疼痛侧面部可呈现出痉挛，即"痛性痉挛"，皱眉、咬牙、张口、掩目，或用手掌用力揉搓颜面致使局部皮肤粗糙、增厚、眉毛脱落、结膜充血、流泪及流涎。表情呈精神紧张、焦虑状态。

指压方法

▶ 对症穴位

神庭、攒竹、百会、风池、印堂、太阳、迎香、阳白、地仓、本神、完骨。

指压手法

❶用拇指对印堂、攒竹、神庭、太阳、百会等穴进行按压，用力要注意均匀。

❷用双手大拇指按揉、按压上、下眼眶及其周围3～5分钟。

❸用拇指压眶上孔处，食指压鼻翼外侧眶下孔处，中指揉压下颌正中的外侧颏孔处。

❹对迎香、地仓穴进行揉按。用两手中指在两侧迎香穴、地仓穴一

齐揉按各36次，顺时针、逆时针各18次。接着，用拇指指肚自迎香穴处按摩到地仓穴处，做36遍。

⑤用双手食指分别抵住风池穴，用力进行2分钟的揉按。

⑥双手掌心对应，摩擦发热后做洗脸动作30～50遍。

⑦用拇指自额前正中处往两侧分推数遍，再在两侧眉上的阳白穴，向上经本神到完骨直推数遍，揉两侧风池。

⑧用拇指对太阳穴加以点按，以局部感到酸胀为佳，1分钟左右便可。

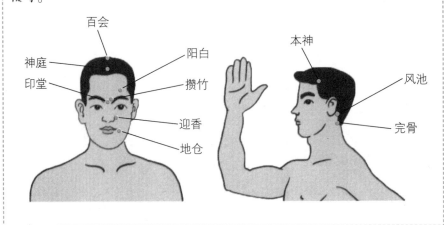

● 温馨提示

　　预防调护要注意如下几个方面：第一，务必保持情志舒畅、心胸开阔，防止受到不良刺激；第二，务必加强锻炼，增强体质，饮食以清淡为宜，不要吸烟喝酒和食用辛辣刺激食物；还要积极对牙髓、牙体、牙周以及根尖疾病进行治疗。

坐骨神经痛

坐骨神经痛以疼痛放射至一侧或双侧臀部、大腿后侧为特征，是由于坐骨神经根受压所致。疼痛可以是锐痛，也可以是钝痛，可以是间断的，也可以是持续的。通常只发生在身体一侧，可因咳嗽、喷嚏、弯腰、举重物而加重。

症状

一侧或双侧臀部、大腿后侧疼痛，多伴有腰椎叩击痛，疼痛可因咳嗽、喷嚏、弯腰等而加重，或伴有小腿外侧、足背皮肤感觉明显减弱。多有腰椎间盘突出症等病史。

指压方法

▶ 对症穴位

肾俞、十七椎、腰阳关、环跳、委中、阳陵泉、承山。

指压手法

按揉：患者俯卧位，术者用拇指或肘部点按肾俞、十七椎、腰阳关、环跳、委中、阳陵泉、承山等穴，每穴半分钟。松筋：在患者患侧和健侧腰背部及下肢后侧使用㨰法，约10分钟；再由上向下在腰背部使用掌按法3遍，在腰部掌按时，要加大力量，如果患者形体肥胖，可弹拨腰背部肌肉，用拳击法叩击臀部，并用拇指弹拨小腿外侧。活动腰腿：患者俯卧，医者一手抱住患者双大腿，一手按住腰部，两手向相反方向同时用力，反复3次。令患者仰卧，患侧下肢屈曲，医者一手扶膝，一手拿踝，进行摇晃，然后扶膝之手用力按压膝部，使其靠近胸部，这样反复3次，再伸直患肢，努力向上抬起。结束手法：患者仰卧，医者双手握住患者踝部，使用抖法。

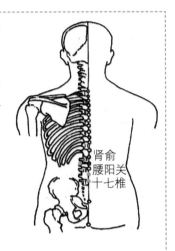

肾俞
腰阳关
十七椎

● 温馨提示

1.急性期应睡硬板床，注意保暖与休息，改善居室条件，保持环境通风与干燥。

2.尽量避免涉水、淋雨，勿汗出吹风，里衣汗湿后应及时更换。

3.继发性坐骨神经痛应针对病因治疗。

4.适当进行体育锻炼，以增强体质。

胸痛

很多病因都会引起胸痛，因此要想确定胸痛的病因也不太容易。所以只有找到病因，才可以彻底去除病症。正确地运用指压法，可以有效地减轻病痛。

症状

胸痛就是颈与胸廓下缘之间感到疼痛，这是经常会出现的症状，胸痛分为很多种性质。

指压方法1

 对症穴位

郄门、间使、内关、大陵。

指压 手法

　　除了膻中穴，手部和臂部也有很多穴位对治疗胸痛非常有效。

　　在臂部，郄门、间使、内关、大陵4个穴位对治疗胸痛非常有效。这4个穴位都位于手厥阴心包经的循行路线上。对这条经络所属的穴位进行按压，可以很好地治疗胸肋痛、肋间神经痛、上肢内侧疼痛以及腋下肿痛等病症。具体方法是，用双手拇指的指尖或指腹交替按揉上述4个穴位，按揉时间为2~3分钟，力度应由轻至重，直到局部有酸胀感为止。从郄门穴推揉到大陵穴，然后再从大陵穴推揉到郄门穴，以此反复数次。

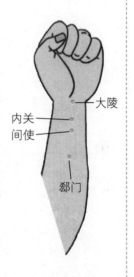

大陵
内关
间使
郄门

指压方法2

 对症穴位

膻中

指压 手法

　　用指压法对胸痛进行治疗，首选穴位就是膻中穴。具体做法是，用拇指的指腹按压膻中穴，一边按一边揉，按揉时间为1~2分钟。在对这个穴位进行指压的同时，可以用手掌推摩胸肋部，以逆时针方向旋转，推摩2分钟即可。

有些患者的胸痛呈现出似牵扯的感觉，只要动胳膊，后背就会感到疼痛。在这种情况下，可以对患者的背部进行叩击。具体方法是，两手自然握拳，交替对背部进行叩击，叩击2分钟即可，叩击的力度以使患者背部放松、感到舒适为度。

● 温馨提示

1.胸痛发作时应立即停止所有的活动，休息是最重要的。

2.戒烟，保持心情舒畅，同时排除心、肺及肿瘤疾患。

3.平日适度而有规律的运动，可减肥、降低血脂，并能促进冠状动脉循环，每周至少三次每次15-60分钟，并依个人体能作调整。

头痛

头痛就是颅脑部的疼痛，是一种经常见到的症状，在神经系统原发病的早期或者中、晚期都会出现头痛的症状，例如，患有脑出血的病人大多很早就会感到剧烈的头痛，患有脑肿瘤的病人大多都会有头痛的症状；全颈部疾病、背部疾病和肩部疾病也都会引发头痛的症状；头痛也可能是全身疾病在头部的表现形式，例如，严重的细菌性感染会引发头痛。因为许多原因都会引发头痛，所以在临床上对头痛的分类是非常复杂的。

症状

和其他的疼痛一样，头痛不仅会有躯体的感觉，还会伴随着情绪反应。痛觉的神经末梢在颅内各种组织结构中的分布有很大的差异，所以即使是同样的刺激，不同组织的敏感性也会有所不同，再加上每个人的耐受性不同，所以对疼痛的反应也会存在很大的差别。如果头痛是由疲劳、紧张、饮酒等原因造成的，在休患之后就可以自然缓解。

用穴位指压治疗方法来减轻偏头痛、高血压性头痛、感冒头痛以及一些原因不明的头痛会有很好的疗效。

指压方法

▶ 对症穴位

攒竹、率谷、百会、天柱、风池、合谷、肩井、行间等。

指压手法

（1）用两只拇指的螺纹面分推攒竹到两侧的太阳穴，连续推30遍。

（2）以率谷为中心扫散头侧面，左右各治疗30遍。

（3）选择按揉法，用拇指或者中指或者手掌对百会进行按揉；也可以选择摩法，用全手掌或四指面摩百会。

（4）选择指压法，对天柱穴进行指压，两手交叉，两只拇指分别按住穴位处。先对右穴进行治疗，患者头部稍向左倾，呼气并数1、2，慢慢用力，在数3的时候强按穴位，吸气并数4、5、6，放松身体，使头部恢复原位。然后用上面的说法对左穴进行治疗。注意：头部向一方倾斜的时候，要对另一方的穴位进行指按。

（5）用力对天柱、风池进行拿捏，各拿捏10次，直到局部出现强烈的酸胀感为止。

（6）在治疗的时候，用中指以较强的力点按印堂穴10次，然后以顺时针方向揉20~30圈，以逆时针方向揉20~30圈。

（7）用两只手的拇指顺时针方向交替对合谷穴进行指压。

（8）用左手拇指的指腹自风池穴顺颈部脊筋直接推到肩井，并对肩井穴点按1~2遍。

（9）一手拇指的指腹用适当的力量上下推动对侧行间穴，时间为0.5~1分钟。

（10）用手掌的小指侧依次击打五指缝，各3~5次。

（11）用双手大鱼际从前额正中线向两侧进行指压，按压太阳穴3~5次，然后推向耳后，并向下推到颈部，连续指压3遍。

（12）如果患者的前额疼痛，可以再对攒竹、睛明、迎香进行按压，三穴位各按压40次。

（13）如果患者偏头痛，可以再对患处加按压揉捏100次。

（14）如果患者的头顶部疼痛，可以再对患者加按百会100次。

（15）如果患者是后头痛，可以延长指压风池与颈项部肌肉的时间。

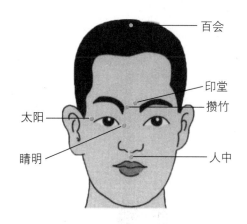

● 温馨提示

1.嘱患者适当参加体育锻炼，增强体质，并注意平时保暖，以抵御外邪侵袭。

2.起居规律，避免熬夜、用脑过度，注意劳逸结合。

3.保持心情舒畅，避免不良情绪刺激；饮食宜清淡，勿进食肥甘之品，戒烟酒；对头疼剧烈，或头痛进行性加剧，同时伴有恶心、呕吐者，应考虑其他病变，须进一步检查。

自汗、盗汗

自汗、盗汗，指的是一种不是因为用发汗药或是运动、天气炎热、精神刺激等因素出汗，而是汗液外泄失常的出汗。通常是醒后出汗，睡则汗收称作自汗；入睡出汗、醒后汗收称为盗汗，或是二者一起出现，且局部性出汗较为常见。中医认为，自汗多是因为气虚而卫阳不固导致的；盗汗多是因为阴虚而阴不敛阳所致。

症状

自汗或者是盗汗。

指压方法

▶ 对症穴位

肺俞、膈俞、肾俞、膏肓、百劳、中府、太渊。

指压 手法

采用揉法。依次进行揉、压，双拇指指腹一齐进行操作，每穴3~5分钟，取补法。每天或者隔日1次。本法适合治疗骨蒸盗汗。

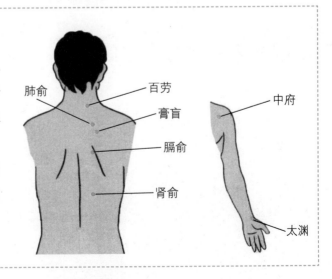

肺俞　百劳　膏肓　膈俞　肾俞　中府　太渊

神经衰弱

神经衰弱以脑与躯体功能衰弱为主要特征，表现包括精神容易兴奋且容易疲劳，容易发生激怒和烦恼、紧张等情绪症状以及睡眠障碍、肌肉紧张性疼痛等生理功能紊乱症状。

症状

发病大都缓慢，诊治时通常已经患病数月。发病因素可以是造成长期精神紧张、疲劳的应激因素，也可以是少有的突然失眠或者头痛。没有明显发病原因，病程持续，或是时轻时重的患者，及时进行适当的治疗大多可以得到好转；病程超过2年的慢性病人或者合并人格障碍的患者，愈后欠佳。

指压方法

▶ 对症穴位

印堂、神庭、攒竹、太阳、率谷、风池、涌泉、中脘、关元、三阴交、足三里。

指压手法

❶用双手拇指螺纹面交替对印堂和神庭进行按揉，而后双手拇指自印堂推往神庭，连续30次。

❷用双手拇指螺纹面分别对攒竹到两侧太阳穴进行推按，连续30次。

❸用双手将太阳穴按压50次。

④将率谷作为中心按压到头侧面，左右分别进行30次。

⑤将风池穴拿捏按揉10次，直到局部感到轻微酸胀。

⑥分别对中脘和关元穴进行5分钟的按揉。

⑦分别将三阴交、足三里穴按压拿捏30次。

⑧对涌泉穴进行按揉，直至脚心感觉发热。

⑨用双手拇指、食指以及中指的螺纹面相对用力对脊柱两侧的皮肤进行提捏按揉，顺序是自上而下，直到感到酸胀为止。

⑩用双手的大鱼际按揉太阳穴几次，而后转向耳后，并向下按揉到颈部。

⑪用双手的大鱼际自前额正中线按揉到两侧，接着按揉太阳穴3～5分钟。

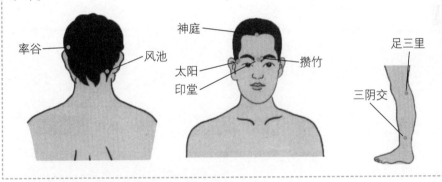

●温馨提示

　　在一定条件下，神经衰弱是能够预防的。患者首先要知道精神创伤为神经衰弱的原因，而不良的个性为其发病的基础。耐心细致地分析发病原因，如果能把问题解决掉当然更好，如果不能解决问题，可以提高患者的认识能力，使其正确对待，尤其要改造其不良个性，令其相信神经衰弱是能够完全治愈的。

　　对神经衰弱进行防治时，正确认识此病并坚信能够战胜疾病是最为关键的一点。第一，务必建立富有规律性的生活方式，将自己的工作、学习以及休息安排好。第二，务必保持良好的情绪，培养良好的兴趣。按照个人的爱好、体力，每日坚持进行适当的体育锻炼，比如打球、练体操、做游戏等。另外，还要进行针灸、理疗以及气功等必要的治疗。

胃肠神经官能症

胃肠神经官能症主要指的是神经功能紊乱导致的胃肠分泌与运动机能紊乱，而胃肠本身并未发生器质性病变。精神长期过度忧虑、紧张，饮食不当等，或者是肠炎、痢疾以及其他疾病的后遗症等是该病症的主要发病原因。

症状

症状有轻有重，病程多迁延，主要表现有食欲不振、暖气、烧心、反酸、肠鸣、腹痛、呕吐、腹泻等，并出现失眠、头痛、健忘、心悸等症状。患者大都体弱、消瘦。

指压方法1

➡ 对症穴位

太冲。

指压手法

❶取仰卧位，髋、膝屈曲。两手掌指叠在一起，放在腹部，以肚脐为中心，在中下腹部顺时针方向摩动5分钟左右，接着将范围扩大，摩动全腹2分钟左右。

❷取坐姿，腰部微屈。两手五指并拢，掌指与腰部紧贴，用力往下擦摩到骶部，这样连续反复擦摩2分钟左右，最好是皮肤微红、出现温热感。

❸取坐姿，把右足放在左腿上，右手将小腿握住，左手拇指端对太冲穴点按30秒左右，最好是有酸胀感出现，换左足也是如此。

指压方法2

▶ 对症穴位

太阳、中脘、气海、天枢、足三里。

指压 手法

①患者仰卧。施术者坐在其头后，两手拇指端着力放在额部正中，从内到外反复轻快抚摩2分钟左右。接着，两手掌根相对合力，分别放在太阳穴与周围以及颊部，重复抚摩2分钟左右。

②患者仰卧。施术者两手拇指与其余四指放在患者腹部正中处，对应钳形用力，拿而提起，一拿一放。施术时手法要连贯柔和，力度适中，通常以拿提时患者感觉微痛、酸胀，放松后感觉舒展的强度为度。反复捏拿5～7次。

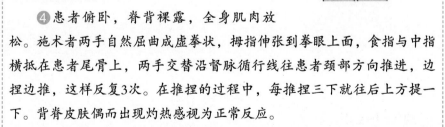

中脘
天枢
气海

③患者仰卧。施术者拇指或是中指端着力，与皮肤紧贴，分别对中脘、气海、天枢、足三里穴进行点按。将上述穴位点按30秒，要逐渐加大点按力度，以患者稍感酸胀、沉麻为宜。

④患者俯卧，脊背裸露，全身肌肉放松。施术者两手自然屈曲成虚拳状，拇指伸张到拳眼上面，食指与中指横抵在患者尾骨上，两手交替沿督脉循行线往患者颈部方向推进，边捏边推，这样反复3次。在推捏的过程中，每推捏三下就往后上方提一下。背脊皮肤偶而出现灼热感视为正常反应。

指压方法3

▶▶ 对症穴位

膻中、中脘、神阙、气海、关元、足三里、膈俞、脾俞、胃俞、肝俞、胆俞、肾俞等。

指压 手法

①患者仰卧，施术者坐在其右侧。用右手对胸腹部按揉，从胸部按揉向胁肋部至腹部，反复施术3～5分钟。

②对膻中、中脘、神阙、气海、关元、足三里穴进行3～5分钟的指压。

③患者俯卧，施术者采用指揉或是指按法，在膈俞、脾俞、胃俞、肝俞、胆俞、肾俞等穴反复施术3～5分钟。

④再用双手十指，在患者脊柱部从上向下或者自下而上反复指压施术3～5分钟。

指压方法4

▶ 对症穴位

中府、云门、天突、中脘、神阙、气海。

指压 手法

①患者仰卧，施术者用双手拇指将中府、云门穴压揉3～5分钟。

②随后，再用右手中指将天突穴指压1～3分钟。

③体位保持不变，施术者在中脘、神阙、气海穴采用点穴揉法反复施术3～5分钟。

④患者俯卧，施术者用多指揉法在脊柱或是脊柱两侧反复施术3～5分钟。

● 温馨提示

每天指压治疗1～2次，连续24次。之后按照病情可以隔日1次，直到症状消失为止。腹部指压方法要缓和轻柔，不能粗暴马虎。饭前饭后1小时内不适合进行该项治疗。患者平日需要注意生活规律，饮食得当，禁忌烟酒，情志舒畅。

细菌性痢疾

简单来说，细菌性痢疾叫作菌痢，为一种常见的肠道传染病。表现主要包括发热、恶寒、腹泻、里急后重、腹痛、排黏液脓血样大便。菌痢常年都会散发，以夏秋季节较为常见，治愈的关键为早期诊断、早期治疗。中医认为，腹痛、下痢、里急后重、虚脱等症状是内伤饮食、外感时邪、肠道经络受损与气滞血瘀所致。

症状

中毒型菌痢发病急、骤然出现高热、惊厥、嗜睡、昏迷，可能迅速出现呼吸衰竭与循环衰竭，病情凶险。

急性菌痢的表现症状为急性腹泻，并会出现发热、里急后重、排黏液脓血便，腹痛、全腹压痛。

慢性菌痢的表现症状为持续轻重不等的腹泻、里急后重、腹痛，排黏液脓血便，病程在2个月以上。

指压方法1

 对症穴位

天枢。

指压手法

用拇指指腹对天枢穴进行揉按，用力较轻。连续揉按3～5分钟后改用扣按法，适当加大用力。扣按30秒放松10秒，反复扣按7～10次，局部出现微胀感时为好。

指压方法2

▶ 对症穴位

合谷。

指压 手法

　　拇指指腹放在合谷穴上，食指指腹放在此穴背面，两指用重力捏按。每隔20秒放松5秒，反复捏按3～5分钟，以局部出现明显酸胀感为度。

指压方法3

▶ 对症穴位

曲池。

指压 手法

　　拇指指端用力重按曲池穴，每隔30秒放松数秒。反复扣按3～5分钟，以局部出现胀重感为度。该法适合对伴有发热等症状的患者进行治疗。

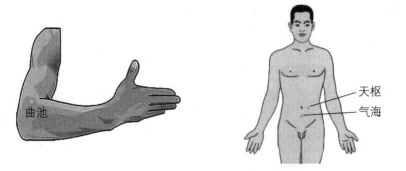

曲池

天枢

气海

● 温馨提示

　　①忌肉类浓汁和动物内脏。②忌胀气、粗纤维食物。如韭菜、芹菜、芥菜等纤维粗且多的食物。③忌刺激类食物。③忌污染食物。⑤忌性寒滑肠食物。如甲鱼、荸荠、花生、生梨等物。⑥忌辛热刺激食物。如羊肉、韭菜、辣椒以及酒、浓茶、各种咖啡饮料。

腹痛

　　腹痛是指以胃以下，耻骨毛际以上的部位发生疼痛为主要表现的一种病症。腹痛虽是一种症状，但发作时与多种脏腑的疾病有关，如肝、胆、脾、胃、大小肠、子宫等。虽然腹痛的病因很多，但最常见的为外感风寒，邪入腹中；或暴饮暴食，脾胃运化无权；或过食生冷，进食不洁；或脾胃阳气虚弱，气血产生不足，经脉脏腑失其温养。

症状

　　腹部胀痛，拒按，大便秘结，或泄后不爽，伴有胸闷不舒，烦渴引饮，身热自汗，小便短赤，舌红，苔黄燥或黄腻，脉滑数。

指压方法

▶ 对症穴位

神阙、天枢、脾俞、胃俞。

指压 手法

　　揉脐部神阙穴：患者取坐位或仰卧位，术者用掌根抵住肚脐，稍用力，缓缓揉动，以腹内有热感为宜，约2分钟；点按天枢：患者取仰卧位，术者用双手食指分别抵住双天枢穴，用力下压，以能忍受为度，然后再放松，如此一压一松，操作约1分钟。掌揉背部：患者取俯卧位，术者用掌根沿脊柱两侧膀胱经循行线，自上而下揉动，重点在脾俞、胃俞穴操作，时间约2分钟。

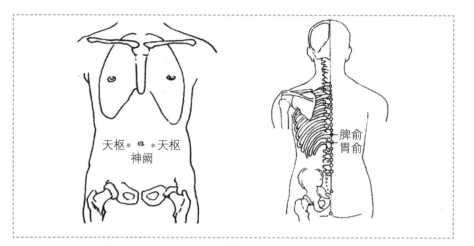

● 温馨提示

　　1.腹痛忌过早服用止痛药。腹痛的原因错综复杂，有些会产生严重后果的疾病如急性阑尾炎、宫外孕等，若先服用止痛药，虽疼痛有所缓解，但使医生难以诊断，这样容易延误治疗。

　　2.饮食上，腹痛患者忌食牛奶、鸡蛋。饮用牛奶会使腹痛症状加剧，鸡蛋不仅难以消化，也会使腹痛症状加重；腹痛忌食辛辣寒凉食物。

腹胀

　　　腹胀是指胃肠道存有过量气体，而感觉脘腹及脘腹以下的整个下腹部胀满的一种症状。本病多见于急、慢性胃肠炎、胃肠神经官能症、消化不良及腹腔手术后。主要临床表现为：腹部胀满，叩之如鼓，食欲不振，食少饱闷，恶心嗳气，四肢乏力等。

症状

　　胃脘部胀满不适，恶心呕吐，伴有头晕目眩，头重如裹，身重肢倦，或见咳嗽痰多，口淡不渴，舌体胖大，边有齿痕，苔白厚腻，脉沉滑。

指压方法

▶▶ 对症穴位

合谷、肩井、建里、足三里、太冲。

指压 手法

　　按揉合谷：患者取坐位，术者用拇食按揉合谷穴，用力按揉数十次。按压肩井：患者取坐位，术者双手拇指或肘按压双肩高峰处，约数十次。点颤建里：患者取仰卧位，术者用中指抵住建里穴，用力按压，同时用上臂用力，进行颤抖，约半分钟。揉足三里、太冲穴：患者取坐位，术者用拇指按揉足三里、太冲穴，每穴1分钟。

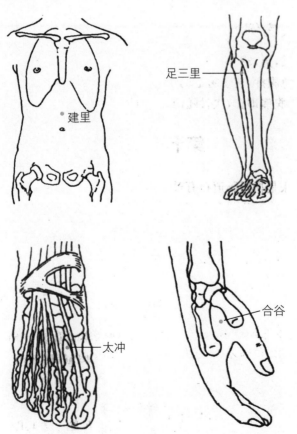

腹泻

腹泻属于一种消化系统疾病当中的常见病症，指的是排便次数比平时频繁，粪便稀薄，含水量增加，有的时候脂肪也会增多，并含有不消化物，或者含有脓血。正常人通常每天排1次便，少数人每2～3天排1次便，或是每天排便2～3次，并且粪便成形。

中医一般是从内因、外邪、情志等几方面来认识腹泻的。通常来说，腹泻是因为各种原因造成脾胃的运转失衡，小肠或是大肠的传导功能失常而引起的。

症状

发病急，并可能出现发热、腹痛。病变发生在直肠与（或）乙状结肠的患者，经常表现为里急后重，每次所排粪便的量少，有时仅仅排出少量的气体与黏液，颜色较深，多为黏冻状，可能混有血液；病变发生在小肠的患者，腹泻没有里急后重，粪便也不成形，可以呈液状，颜色较淡，量较多。

指压方法

▶ **对症穴位**

气海、中脘、胃俞、脾俞、足三里、涌泉、阴陵泉、三阴交、上巨虚、下巨虚、太溪。

指压手法

①双手握成拳，将中指伸直，自左右两腿膝下的足三里穴往下按摩到距离上巨虚穴约3寸处，上下反复进行多次按摩便可。

②搓腰骶30分钟，揉上巨虚穴15分钟，揉下巨虚穴15分钟，揉曲池穴15分钟。

③患者每天早晚可用一手掌按照逆时针方向将腹部摩、揉各100圈，多摩更好。

④用推揉按压法从中脘穴缓慢推到气海穴，并反复几次。

⑤对背部肌肉进行按揉、拿捏，并以指压脾俞、胃俞等穴位加以配合，持续3～5分钟。

⑥双手对腹部进行按揉，接着提起双掌，这样反复进行几次。

⑦对足三里、阴陵泉、上巨虚、下巨虚等穴拿捏、按揉各50次。

⑧对涌泉穴进行搓揉，直到感觉发热为止。

⑨对三阴交、太溪等穴进行5分钟左右的按揉。

⑩对腰骶部肌肉进行拿捏，反复进行5～10次。

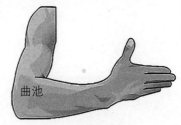

曲池

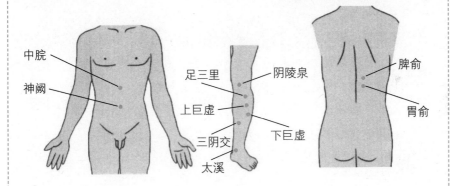

中脘
神阙
足三里　阴陵泉
上巨虚
三阴交　下巨虚
太溪
脾俞
胃俞

失眠

失眠是以经常不能获得正常睡眠为特征的一种病症。轻者入睡困难或睡后易醒，或醒后不能再入睡，亦有时睡时醒等，严重者则整夜不能入睡。一般分为心脾两虚、肝郁气滞、心肾不交3型。

一、心脾两虚

症状

多梦易醒，心悸健忘，伴头晕目眩，肢倦神疲，饮食无味，面色少华，或脘闷纳呆，舌淡，苔薄白，脉细无力。

指压方法

▶ 对症穴位

印堂、神庭、太阳、睛明、攒竹、鱼腰、角孙、百会、心俞、脾俞、神门、足三里、三阴交。

指压手法

患者坐位，医者用一指禅推法从印堂向上推至神庭穴，往返5～6遍；再从印堂向两侧沿眉弓推至太阳穴，往返5～6遍；然后从印堂开始沿眼眶周围治疗，往返3～4遍。指按揉印堂、攒竹、睛明、鱼腰、太阳、神庭、角孙、百会，每穴1～2分钟。在患者背部、腰部施术，重点按压在心俞、脾俞等部位，时间约5分钟。指按揉神门、足三里、三阴交，每穴1～2分钟。

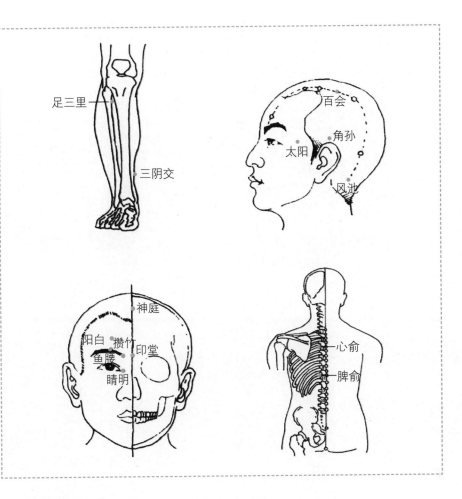

二、肝郁气滞

失眠伴急躁易怒，严重者彻夜不能入睡，伴有胸闷胁痛，不思饮食，口苦而干，舌红，苔白或黄，脉弦或数。

指压方法

▶ 对症穴位

风池、肩井、肝俞、胆俞、章门、期门、太冲。

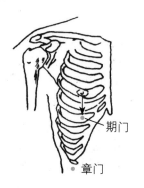

期门

章门

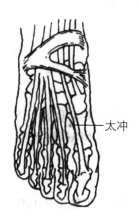

太冲

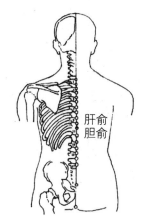

肝俞
胆俞

　　医者用扫散法在头两侧胆经循行部位治疗，每侧20～30次。按压风池、肩井，时间约2～3分钟。指按揉肝俞、胆俞，每穴约3分钟。按揉章门、期门、太冲穴，每穴约1～2分钟。搓两胁，时间约1分钟。

三、心肾不交

症状

　　失眠伴心悸不安，多梦，头晕耳鸣，健忘，腰膝酸软，或伴潮热盗汗，五心烦热，或见遗精，口干咽燥，颧红面赤，舌红，苔少或无苔，脉细数。

指压方法

▶ 对症穴位

心俞、肾俞、命门、神门、内关、劳宫、涌泉。

指压 手法

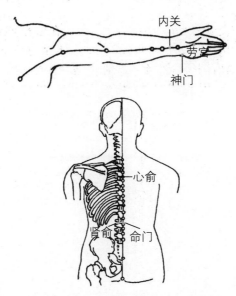

　　患者俯卧位，医者用指压法在患者背腰部施术，重点在心俞、肾俞、命门穴等部位，时间约5分钟，以患者感觉温热为度。用掌推法从背部沿脊柱自上而下推至腰骶部，反复操作3～4遍。掌擦两侧涌泉穴，以透热为度。用指点揉神门、内关、劳宫穴，以患者有酸胀感为度，力度不可过大。

● 温馨提示

　　睡前不要吸烟、饮酒、喝茶及喝咖啡，避免看有刺激性的书和电视、电影，每日用温水洗脚；适当参加体力劳动和体育锻炼，增强体质；注意劳逸结合，特别是房事要有所节制；平时生活起居要有规律，早睡早起；消除烦恼，解除思想顾虑，避免情绪波动，心情要开朗、乐观。

糖尿病

糖尿病是一种机体内胰岛素分泌相对或绝对不足，引起糖、脂肪及蛋白质代谢功能紊乱的内分泌代谢疾病。早期可无症状，发展至症状期主要表现为多尿、多饮、多食（三多）及体重减轻（一少）等，尿糖、血糖增高。

传统医学认为本病又称"消渴"，可以分为上消（肺消）、中消（胃消）和下消（肾消），严重时可出现神经衰弱、继发性急性感染、肺结核、高血压、肾及视网膜等微血管病变，最后出现酮症酸中毒、昏迷，甚至死亡。一般分为上消、中消、下消3型。

一、上消（肺热津伤）

症状

烦渴，喜饮水，饮水量多且频繁，饮后仍觉口干舌燥，排小便次数增多，食多身体渐瘦，兼有面色不华，大便秘结，四肢乏力，皮肤干燥，舌边尖红，苔薄黄，脉洪数。

指压方法

▶ 对症穴位

肺俞、胰俞、心俞、中府、云门、气户、库房、手三里、阳陵泉。

指压手法

患者仰卧位，医者用按压法在患者背部脊柱两侧施术，约6分钟，重点在肺俞、胰俞、心俞和局部阿是穴，用一指禅推法推背部脊柱两侧膀胱经第一侧线，往返操作约5分钟。指按揉肺俞、心俞、胰俞、中府、云门、气户、库房、手三里、阳陵泉，每穴约1分钟。

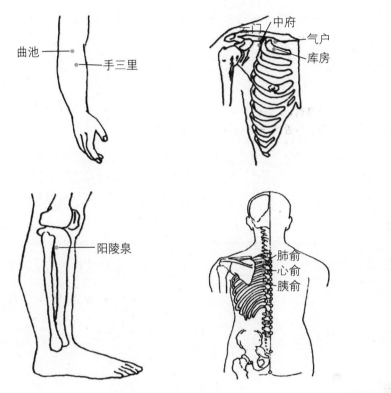

二、中消（胃热炽盛）

症状

能食易饥，饭量大增，多食不知饱，伴有口渴欲饮，尿频量多，神疲乏力，手足心热，舌红，苔黄厚，脉滑实有力。

指压方法

▶ 对症穴位

肝俞、脾俞、胃俞、建里、天枢、章门、期门、血海、中脘、梁门。

指压 **手法**

　　患者仰卧位，医者用指压法在背部脊柱两侧施术，约6分钟，重点在肝俞、脾俞、胃俞和局部阿是穴，用一指禅推法推背部脊柱两侧膀胱经第一侧线，往返操作约5分钟。指按揉肝俞、脾俞、胃俞、建里、天枢、章门、期门、血海，每穴约1分钟。搓胁肋1分钟左右。用指按揉中脘、梁门穴，每穴约2分钟。

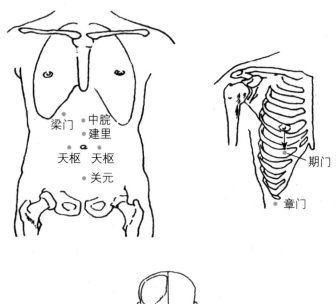

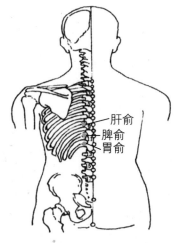

三、下消（肾脏亏虚）

症状

> 尿频量多，多饮多尿，甚则饮多少水，小便就排出多少尿液，口干欲饮，形体消瘦，伴有五心烦热，头晕耳鸣，腰膝酸软，失眠盗汗，舌红苔少，脉细数。

指压方法

▶▶ **对症穴位**

肾俞、命门、三焦俞、志室、水分、中极、然谷、太溪、气海、关元、神阙。

指压 手法

患者仰卧位，医者用指压法在患者背部脊柱两侧施术，约6分钟，重点在肾俞、命门、三焦俞和局部阿是穴，用一指禅推法推背部脊柱两侧膀胱经第一侧线，往返操作约5分钟。指按揉肾俞、命门、三焦俞、志室、水分、中极、然谷、太溪，每穴约1分钟。横擦腰骶部八髎穴，以透热为度。用一指禅推法或指按揉法施于气海、关元，每穴约2分钟。掌振神阙穴约1分钟。用掌平推法直推上腹部、小腹部，约5分钟。

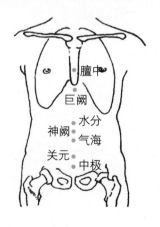

膻中
巨阙
水分
神阙
气海
关元
中极

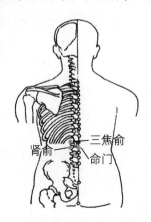

肾俞
三焦俞
命门

脑卒中（脑中风）先兆

脑卒中即脑中风的学名，为一种骤然发病的脑血液循环障碍性疾病。也称作脑血管意外。指的是脑血管疾病患者，由于各种病因导致脑内动脉狭窄、闭塞或是破裂，从而引起的急性脑血液循环障碍，临床上表现是一次性或者永久性脑功能障碍的症状以及体征。

症状

但凡存在高血压、动脉硬化病史，出现突然头晕或是头晕加重，或头痛、烦躁、疲乏，或是一侧肢体无力或麻木的人，要对脑卒中发生的先兆加以警惕。

指压方法

▶ 对症穴位

百会、曲池、内关、丰隆。

指压 手法

① 对百会揉压1.5分钟。

② 对双侧曲池弹压1.5～3分钟。

③ 对双侧内关弹压1.5～3分钟。

④ 对双侧丰隆弹压1.5～3分钟。

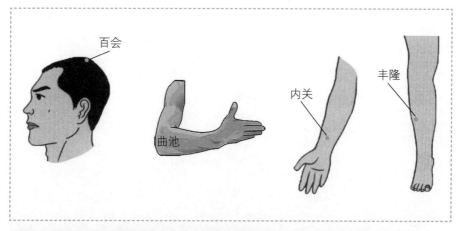

●温馨提示

1.脑卒中先兆需对高血压进行预防，要长期坚持治疗。

2.低钠饮食，戒酒、烟、浓茶、咖啡，减轻体重，这些都有利于对高血压、动脉硬化进行防治。

更年期综合征

更年期综合征即因绝经前后出现内分泌改变而引起的系列征合群。与男性相比，女性表现得比较明显。女性45～55岁，男性55～65岁处于更年期。在更年期内，因为生理功能的变化而出现的一系列植物神经功能失调与内分泌功能减退的表现，一律称作更年期综合征。

症状

主要症状包括：头面部潮红、心悸、头晕、血压升高，并兼有耳鸣、眼花、眩晕、记忆力下降、失眠、抑郁、焦虑、容易激动等。

指压方法

 对症穴位

百会、风池、神庭、攒竹、率谷、头维、太阳、印堂、安眠等。

指压 手法

① 用双手拇指桡侧缘交替推印堂到神庭30次。

② 用双手拇指螺纹面分推攒竹到两侧太阳穴30次。

③ 用拇指螺纹面对百会、安眠、神庭、心穴进行按揉，各100次。

④ 用双手拇指螺纹面分别对左右太阳穴按揉30次。

⑤ 用拇指桡侧缘，以率谷穴为中心对头部两侧进行扫散，分别为30～50次。

⑥ 对风池、安眠、太阳、三阴交、太冲进行拿捏，各30～50次。

⑦ 轻轻将颈部转动，左右各转10～20次。

⑧ 自前至后用五指拿头顶，到后头部改为三指拿，顺势自上而下将项肌拿捏3～5次。

⑨ 用双手大鱼际自前额正中线抹向两侧，按揉太阳穴3～5下，再推向耳后，并顺势往下推到颈部，连续做5次。

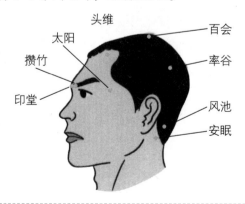

肥胖症

肥胖症是指人体脂肪沉积过多，超出标准体重的20%。人体的身高和体重之间有一定的比例，正常成人身高与体重的关系为：男性体重（千克）＝身高（厘米）－105；女性体重（千克）＝身高（厘米）－100。如果脂肪增多，体重增加，超过标准体重20%时，就被称为肥胖症。此病女性多见，年龄多在40～50岁。肥胖症分为轻度、中度、重度3种类型。轻度：一般无自觉症状，生活起居正常无碍；中度：常有心悸、腹胀、易疲劳、畏热多汗、呼吸短促，甚至下肢浮肿等症状；重度：可出现缺氧、二氧化碳潴留，导致胸闷、气促、嗜睡，严重者可出现心肺功能衰竭，诱发动脉硬化、冠心病、高血压、糖尿病、痛风、胆结石、脂肪肝等。

症状

平素嗜食肥甘厚味，体型呈全身性肥胖，按之结实，食欲亢进，面色红润，畏热多汗，小便黄，大便秘结，舌红，苔黄厚或腻，脉沉滑实有力。

指压方法

▶ 对症穴位

中府、云门、腹结、府舍、中脘、气海、关元、足三里、丰隆、三阴交、脾俞、肾俞、胃俞、大肠俞。

指压 手法

患者仰卧位，术者循肺、胃、脾、肾经走行部位进行穴位按压，点按中府、云门、腹结、府舍、中脘、气海、关元、足三里、丰隆、三阴交等穴，每穴约1分钟；然后换俯卧位，术者循膀胱经进行点按，点揉脾俞、肾俞、胃俞、大肠俞各1分钟。根据中医辨证理论随证加减取穴。有并发症者，加相应经络穴位；局部肥胖明显者，加局部经穴以疏通经络。

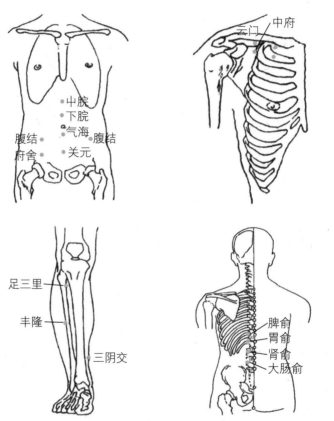

惊悸

惊悸是指气血虚弱，痰饮瘀血阻滞心脉，心失所养，心脉不畅等引起的以惊慌不安、心脏急剧跳动、不能自主为主要症状的一种病症。本病临床多为阵发性，有时也有呈持续性者，多伴有胸痛、胸闷、喘息、吸气不够、头晕和失眠等症状。

症状

心悸不宁，善惊易怒，稍惊即发，劳累则加重，兼有胸闷气短，自汗出，坐卧不安，不愿闻及声响，少寐多梦而易惊醒，舌淡，苔薄白，脉细略数或细弦。

指压方法

▶ 对症穴位

肺俞、厥阴俞、心俞、膈俞、膻中、玉堂、紫宫、关元、气海、三阴交、太冲、内关、神门、大陵。

指压手法

患者俯卧位，术者在患者背部两侧膀胱经按压5分钟，点按肺俞、厥阴俞、心俞、膈俞穴各1分钟，以患者能耐受为度。患者仰卧位，术者拇指揉按患者膻中、玉堂、紫宫、关元、气海穴各1分钟；然后用掌根揉法沿任脉往返15次；用掌揉法沿左上肢心包经由上而下往返10次；点按双侧三阴交、太冲、内关、神门、大陵穴各1分钟。

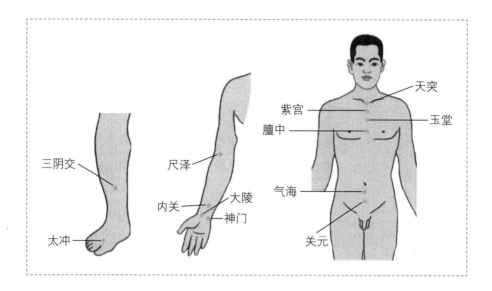

●温馨提示

1.首先使患者认识到惊悸的原因是多方面的，应该排除器质性的病变。对原因进行耐心细致的分析，若能解决问题当然更好，若不能解决问题，可使其提高认识能力，正确对待。特别要改造不良个性，坚信疾病是完全可以治愈的。

2.将患者从被症状所吸引的过程中解脱出来，树立乐观精神，消除任何紧张情绪及思想顾虑。

3.妥善安排好工作、学习和生活，注意劳逸结合，坚持锻炼身体，适当参加文娱活动，以巩固疗效和防止再复发。

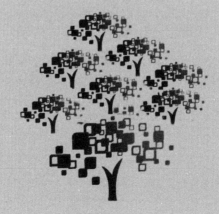

呃逆

呃逆俗称"打嗝"，是指气逆上冲，喉间呃呃连声，声短而频繁，不能自制的一种病症，甚则妨碍谈话、咀嚼、呼吸、睡眠等。呃逆可单独发生，持续数分钟至数小时后不治而愈，但也有个别病例反复发生，虽经多方治疗仍迁延数月不愈。多在寒凉刺激，饮食过急、过饱，情绪激动，疲劳，呼吸过于深频等情况下发生。

症状

呃逆沉缓有力，其呃得热则减，遇寒加重，恶食冷饮，喜饮热汤，胃脘部不舒，口淡不渴，或有过食生冷、寒凉史，或于受寒后发病，舌淡，苔白，脉迟缓。

指压方法

▶ 对症穴位

攒竹、列缺、缺盆、膈俞。

指压 手法

按揉攒竹：术者双拇指按压双侧攒竹穴，持续2分钟。在按压时，患者还可能再呃逆一次，但一会儿就会好的，操作一定要够2分钟。按压列缺：术者用拇指点按一侧的列缺穴，约2分钟，要用力，使局部有胀痛的感觉。弹缺盆：术者用食指或中指弹拨一侧缺盆穴内侧，以感到向胸部窜麻为宜，一般只需要弹拨一下。按膈俞：术者用拇指按压背部的膈俞穴或者附近的压痛点，持续2分钟。

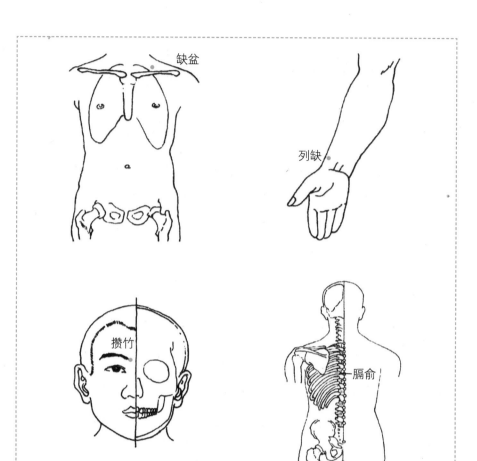

缺盆

列缺

攒竹

膈俞

● 温馨提示

1.情绪不好会引发呃逆，呃逆经久不愈使患者焦躁烦恼，这又会加重膈肌痉挛。因此，对患者来说，保持心情舒畅，显得十分重要。

2.少食生冷食品，包括生拌冷菜及水果。煎炸难消化的食品也不宜多吃。食量以无饱胀感为好，餐次可增加。

3.刀豆、生姜、荔枝、枇杷、饴糖（麦芽糖）等食物有温胃通气止呃作用，受寒者可适量选吃，保持大便通畅。

噎膈

噎膈是指吞咽食物哽噎不顺，饮食难下，或纳而复出的疾患。噎就是噎塞，是指在吞咽的时候哽噎不顺；膈就是格拒，是指饮食不下。噎虽然可以单独出现，但又往往是膈的前驱表现，所以临床通常将噎膈并称。病因大多是由于寒温失宜，七情内伤，饮食失调，进而导致阴阳不和，阳结阴乱，结在胸膈，留在咽喉所致。

症状

如果患者感到胸骨后不适，有烧灼感或者疼痛，食物通过有滞留感或是轻度梗阻感，咽部干燥或是有紧缩感，就说明是轻症患者。重症患者会出现进行性、持续性的吞咽困难，咽下梗阻就会吐出白色泡沫黏痰或是黏液，严重的时候背部肩胛区或者胸骨后还会感到持续性钝痛，进行性消瘦。

指压方法

▶ 对症穴位

巨阙、天突、膻中、中脘、内关、阳溪。

指压手法

采用振颤法、扣法。前4穴采用点穴振颤法，后2穴采用扣法。每穴为1.5～3分钟，每日治疗1次。指力可根据体质和病情来定。该法主要用于治疗噎膈，也兼治癔症。

高血压

高血压是以体循环动脉血压增高为主要临床特征，并伴有血管、心、脑、肾等器官病理性改变的全身性疾病。成年人收缩压在140mmHg以上，并（或）伴有舒张压在90mmHg以上，排除继发性高血压，并伴有头痛、头晕、耳鸣、健忘、失眠、心跳加快等症状，即可确诊为高血压。现代医学认为，高血压与年龄、职业、环境、肥胖、高血脂、嗜酒、吸烟等有关。本病临床常见肝火偏旺、痰浊上扰2型。

一、肝火偏旺

症状

头痛眩晕，面红目赤，口干口苦，急躁易怒，便秘尿黄，舌红苔黄，脉滑数或弦数。

指压方法

▶▶ 对症穴位

印堂、神庭、太阳、睛明、攒竹、桥弓、风池、肝俞、胆俞。

指压手法

患者取坐位，医者立于一侧，指压患者双侧桥弓穴。接着在患者前额部治疗，先以双手拇指按压印堂穴直上至前发际，5～10次；再从印堂沿眉弓至两侧太阳按压5～10次；再在前额做由中线向两侧颞部和颞部向中线方向的横向往返按压5～10次；用指端按揉印堂、睛明、神庭、攒竹、太阳诸穴。按压头顶部至后枕部、风池、颈项部两侧夹脊穴至大椎两侧，如此重复操作各3～5遍。按压头颞侧部各约半分钟至1分钟。患者取俯卧位，术者按压患者背部、腰部，术者重点按压患者肝俞、胆俞，时间约5分钟。

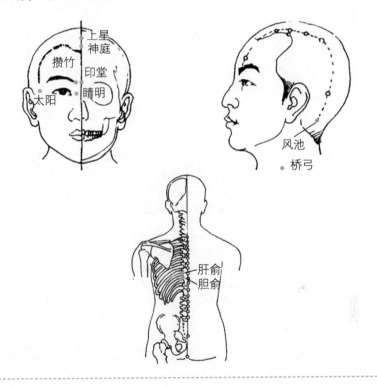

二、痰浊上扰

症状

　　看东西时感觉物体在旋转，头重如被布裹住一样，胸闷、恶心，呕吐清水痰涎，脘腹不适，胃口差，精神疲倦，舌淡，苔白厚，脉滑。

指压方法

▶▶ 对症穴位

印堂、神庭、太阳、睛明、攒竹、桥弓、风池、丰隆、解溪、足三里。

指压 手法

患者坐位或仰卧位。术者轻度指按、指揉患者印堂、攒竹、睛明、太阳、神庭穴，每穴1分钟；指压前额3～5遍；从前额发际处指压至风池穴处，反复3～5遍，指按、指揉丰隆、解溪穴，取泻法；指压足三里穴每穴各1分钟。中指指腹由轻到重从上到下反复揉按桥弓穴1~3分钟，两侧要交替进行，桥弓穴两侧不可同时进行操作。

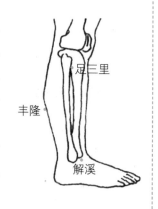

足三里

丰隆

解溪

● 温馨提示

1.避免单纯依赖降压药，不做综合性的治疗。高血压的病因多样，因此治疗也需要采取综合性的措施，否则就不可能取得理想的治疗效果。

2.要注意劳逸结合，饮食宜少盐，适当参加文体活动，避免情绪激动，保证充足睡眠，肥胖者应减轻体重。

心脏病

发生在心脏的各种疾病统称为心脏病，心脏病分为心脏结构性疾病与功能性疾病两类，采用指压疗法能够使该病症状得到有效缓解。

一、心脏功能不正常

症状

耳鸣、头晕、肩痛、胸痛、心慌气短、胸闷、下肢水肿。

指压方法1

▶ 对症穴位

郄门。

指压 手法

可以用拇指对郄门穴进行3～5秒的按压，休息1～2秒，反复按压3～5次便可。

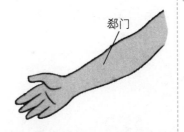

指压方法2

▶ 对症穴位

天泉、曲泽、内关、心俞。

指压 手法

按压天泉、曲泽、内关、心俞穴，方法自定。需要注意的是，对心俞穴施行按压时用力不要过重，否则会对内脏造成损伤。

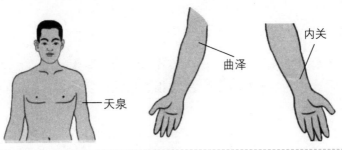

二、心跳厉害

指压方法1

▶ 对症穴位

劳宫。

指压 手法

用力对劳宫穴进行按压，或是用指甲掐，直至心跳减速。

指压方法2

▶ 对症穴位

内关、外关、合谷。

指压 手法

对掐内外关穴，用力对合谷穴进行按压，待心率减慢时，再用较轻手法进行两分钟的按揉，用来巩固疗效。

另外，也可以用手指对两侧眼球进行按压，每次20~30秒，需要注意的是时间不宜太长，用力不宜太大；或用中指对颈部一侧的颈动脉窦进行指压，每次按压20~30秒，按压一侧无效的时候，再对另一侧进行按压。但需要注意，不能同时对两侧进行按压，按压的时间也不宜太长。

三、冠心病

指压方法1

▶ 对症穴位

合谷。

指压 手法

感觉心绞痛快要发作时，可以立刻按压或者掐合谷穴。

指压方法2

 对症穴位

膻中、气海、关元、风门、心俞、膈俞、手三里、足三里。

指压 手法

平时可以对胸腹部的膻中、气海、关元穴，背部的风门、心俞、膈俞穴，上肢的手三里穴，下肢的足三里穴加以按压。在对这些穴位进行按压的时候可不分顺序，只要都能得到按揉便可，时间长短以有酸胀感为宜，每天早晚各1次，长期坚持。

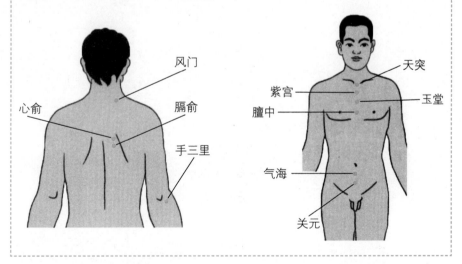

● 温馨提示

患者不可单纯依赖指压救急，因为其对心绞痛等急性发作只起到部分缓解的作用。不过，只要平常坚持用指压法进行治疗，就能够对心绞痛等急性严重病症的发生进行有效的预防。

第五章 常见外科疾病的指压疗法

腰扭伤

腰扭伤常发生于搬抬重物、腰部肌肉强力收缩时，是腰部肌肉、筋膜、韧带等软组织因外力作用突然受到过度牵拉所引起的急性撕裂伤。

症状

腰扭伤可撕裂腰骶部肌肉的附着点、骨膜、筋膜与韧带等组织，有的患者主诉听见清脆的响声。伤重者剧烈疼痛，立刻无法活动；轻者尚且能够工作，但次日或是休息后会加重疼痛，甚至无法起床。

指压方法1

▶▶ 对症穴位

肾俞、环跳、委中。

指压手法

❶患者俯卧。施术者将双手拇指指端着力，分别对两侧肾俞、环跳、膝关节腘窝横纹中央处委中穴各点按约1分钟。

❷患者俯卧。施术者站于一侧，以两手掌指交替着力，由上背往腰骶部，然后由腰部往上背部，于足太阳膀胱经上，一边揉一边推，反复施术约5分钟。然后重点推揉腰髓部，直到腰部有温热感为宜。推揉过程中要先轻后重，随着肌肉痉挛的缓解逐渐加力。

❸患者下蹲，双脚脚跟着地，腰部前屈。施术者站于一侧，一只手将患者肩部扶住，另一手掌指着力由上向下擦腰骶部，直到腰骶部发热为止。最后将五指并拢微屈，用掌面对腰骶部轻快拍打数次。

指压方法2

▶ 对症穴位

腰痛穴、人中、大肠俞、委中。

指压手法

❶拇指、食指指尖同时用重力对腰痛穴进行切按，每隔10秒放松1次。反复切按2～3分钟，直到局部有较强烈胀感出现为止。

❷中指或是食指指尖用重力对人中穴进行切按，每隔10秒放松1次。反复切按1～2分钟，直到局部有明显胀痛感出现为止。

❸拇指指腹用重力对大肠俞进行扣按，每隔20秒放松1次。反复扣按4～5次。然后改用揉法进行2～3分钟按压。接着将五指指端撮合成梅花指状，对大肠俞及其周围轻轻叩击2～3分钟，直到局部有明显酸胀感出现为止。

❹拇指指腹放置委中穴上，其余四指放置髌骨下缘，拇指用力对委中穴进行捏按，每隔10秒放松1次。反复捏按3～5分钟，直到局部有明显酸胀感出现为止。

指压方法3

▶ 对症穴位

委中、承山、阳陵泉等。

指压手法

❶患者俯卧。施术者在两侧腰部用掌根揉法反复施术3～5分钟。

❷对痛点（阿是穴）用右手拇指指压3～5分钟。

❸对委中、承山、阳陵泉等穴进行指压，每穴1～3分钟。

❹沿着患者颈椎、胸椎、腰椎、骶骨、尾骨进行指压，反复施术3～5分钟。

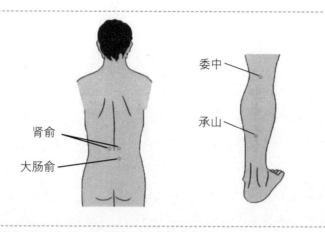

委中

承山

肾俞

大肠俞

●温馨提示

　　若郊野旅行，又逢扭伤腰部，一时找不到医生，此时，应当让患者卧下休息。指压治疗应舒筋活络，对有关穴位进行点按，如肾俞、阳关、委中，主要手法为按、推、攘、揉。当肌肉松弛后，腰部立即感到松弛。依据患者受伤程度，配合内服或是外敷中药及热敷的方法，可有效缓解疼痛。

落枕

　　落枕是一种常见病，又名"失枕"，多见于冬、春季。多是由于过多劳累，体质衰弱，睡眠时头颈部的位置不正确，或是枕头高低不合适或是太硬，使得颈部肌肉，如肩胛提肌、胸锁乳突肌、斜方肌等长时间维持在紧张状态或是过度伸展位，进而引起颈部肌肉静力性损伤或是痉挛；或由于起居不当，夏日受凉，严冬过寒，受风寒湿邪侵袭，使得经脉瘀阻，肌肉气血凝滞；或是患者事前没有准备，导致颈部突然扭转；或是肩扛重物，颈部肌肉扭伤，或是引起痉挛等都会造成落枕的发生。

症状

晨起突然感觉上背部、颈后部疼痛不适，多为一侧，或有两侧都痛者，或是一侧轻，一侧重。多数患者可回想到昨夜的睡眠位置不适宜，或者受凉等因素。因疼痛，导致颈项无法活动自如，无法自由旋转，严重者连俯仰也有困难，甚至头部强直在异常位置，使得头偏向病侧。检查时颈部肌肉具有触痛，浅层肌肉伴有僵硬、痉挛，触摸时具有"条索感"。

指压方法1

▶ 对症穴位

手五里（曲池穴上3寸）。

 手法

采用揉法。通常选取患侧即可，个别重者则选取双侧。患者正坐，术者立于对面。让患者屈肘，取准穴位，术者左手将患者的前臂固定，右手的拇指对穴位进行按压，先顺时针方向进行揉按，然后逆时针方向进行揉按，以患者感觉局部酸、胀、麻为度。先对患侧穴位进行揉按，症状没有完全消失者再对健侧穴位进行揉按。在揉按的同时，让患者做颈部前后活动与左右旋转，揉按大约2分钟，症状立即消失或减轻。1次未愈者，4小时后再进行第2次揉按。

指压方法2

▶ 对症穴位

内关。

指压 手法

　　采用切法。患者采取正坐位，术者左手将患侧的手背握住，使其腕关节适当屈曲，松弛其腕部的屈腕肌群的肌腱；将右手的小指、无名指、中指、食指置于内关穴位的背侧，拇指用力（指甲要事先剪短，修整圆滑）切内关穴位，使患者感觉该颈部、肩、上肢具有困、沉、酸之感，再嘱咐患者将头部自由进行左右转动，即感觉疼痛减弱，转动的角度逐渐增大，3分钟左右后疼痛就可以消失，且头部转动自如。

　　为使疗效巩固，操作者可以用拇指在患者压痛点最明显部位按摩1分钟，然后再将手握成空拳轻轻捶打疼痛部位1分钟。

指压方法3

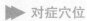
对症穴位

外关、肩中俞、肩井、肩贞、小海等穴。

指压 手法

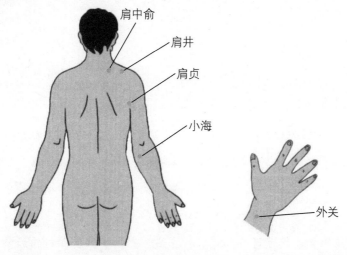

肩中俞
肩井
肩贞
小海
外关

　　采用切法、扪法、叩法、捏法。落枕不论哪一侧，术者都要先在患者颈部疼痛部位用双拳轻轻拍打1分钟，然后再切患侧肩中俞，捏肩贞穴、肩井，叩小海穴，最后用拇指按于外关穴上，左右旋转切。治疗时患者应当充分放松患侧手关节肌肉，并缓慢地、最大角度地随意将颈部进行转动。指切外关穴约3分钟即可。随即将上述方法在另一侧施治一遍，病情就可以治愈或是缓解。

指压方法4

 对症穴位

天窗（耳垂与枕骨粗隆连线中点）。

指压 手法

采用点穴法。术者用拇指指尖点按天窗穴上往外上方，每次3分钟。提拔颈筋，用拇指、食指将颈椎旁的斜方肌群捏住，向外牵拉，提捏5～7次。

指压方法5

对症穴位

承山。

指压 手法

采用扣法。患者俯卧，用力将足尖伸直，并使足跟往上提，约在跟腱和委中连成的中点出现"人"字沟处，就是承山穴。医者用两手拇指对健侧承山穴进行按压。如果左侧落枕就对右侧进行按压，右侧落枕就对左侧进行按压，时间为2～5分钟（以患者能够忍受为度），边对穴位进行按压边让患者将头颈部进行左右、上下活动，活动的频率从慢至快，活动幅度由小到大，多数患者能够立即见效。疼痛症状较重者，可以重复进行按压，或是将按压的时间延长，每日进行2～3次。

指压方法6

▶ 对症穴位

极泉。

指压手法

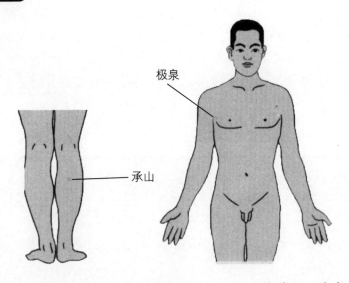

极泉

承山

　　采用扪法。患者坐位（以右侧为例），将右前臂置于诊桌上。术者立于其右后方。右手的拇指置于患者右肩峰上，食指搁在腋下"极泉穴"，从轻至重对其进行按压，同时嘱咐患者做头部左右屈伸以及旋转动作，当头转至痛侧时，可以使用食指对极泉穴弹按一下，患者右手指即刻具有触电样感。每次按压5分钟，症状就可以明显减轻。如果局部仍有痛时，可做痛点揉按，或是配合摇颈手法，则效果更佳。

指压方法7

▶ 对症穴位

压痛点（一般有1~2个）。

指压 **手法**

采用扣法。患者坐位，术者站在其身体后方，让其颈部略微做旋转活动，找到1~2个最痛点。术者一手将患者头部扶住，另一只手在压痛点使用大拇指进行紧压，2分钟左右，患者颈部疼痛就可以消失或是减轻，即可解除颈部活动牵制，通常指压治疗1~2次就可以痊愈。

● 温馨提示

1.选择有益于健康的枕头，用枕不当是落枕发生的原因之一。

2.要注意避免不良的睡眠姿势，如俯卧把头颈弯向一侧；在极度疲劳时还没有卧正位置就熟睡过去。

3.头颈部位置不正，过度屈曲或伸展等；要注意避免受凉、吹风和淋雨，晚上睡觉时一定要盖好被子，尤其是两边肩颈部被子要塞紧，或是用毛衣围好两边，以免熟睡时受凉使风寒邪气侵袭颈肩部引起气血瘀滞、脉络受损而发病。

4.避免长期低头伏案工作或看手机，要经常适量运动，尤其是颈椎的活动操，如做"米"字操，这是一种操作简便的颈部保健操。

颈椎病

颈椎病又称颈椎综合征，是由于颈部长期劳损，颈椎及其周围软组织发生病理改变或骨质增生等，导致颈神经根、颈部脊髓、椎动脉及交感神经受到压迫或刺激而引起的一组复杂的症候群。多因风寒、外伤、劳损等因素造成，一般出现颈僵，活动受限，一侧或两侧颈、肩、臂出现放射性疼痛，头痛头晕，肩、臂、指麻木，胸闷心悸等症状。

症状

　　头痛，后枕部疼痛，颈项强硬，转侧不利，一侧或两侧肩背与手指麻木酸痛，或头痛牵涉至上背痛，颈肩部畏寒喜热，颈椎旁有时可以触及肿胀结节，舌淡，苔白，脉弦紧。

指压方法

　对症穴位

风池、风府、肩井、天宗、曲池、手三里、小海、合谷。

指压手法

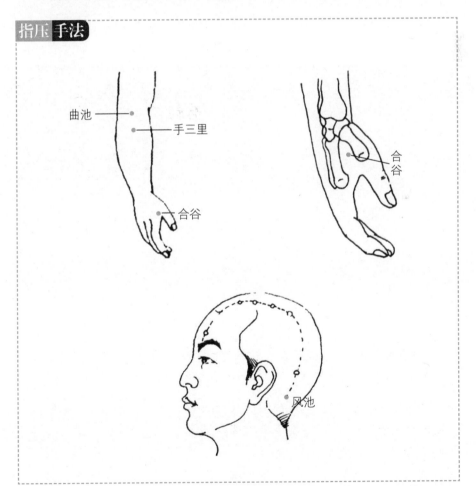

曲池　　　手三里　　合谷

合谷

风池

1.患者取坐位，医者立于其后，用拇指指腹与中指指腹同时按揉患者风池穴1分钟，从风池穴起至颈根部，用拇指指腹与食指、中指对称用力拿捏患者颈项两旁的软组织，由上而下操作5分钟左右。随后用攘法放松患者颈肩部、手背部及上肢的肌肉5分钟左右。

2.然后做颈项部拔伸法，医者两前臂尺侧放于患者肩部并向下用力，双手拇指顶按在风池穴上方，其余四指及手掌托住下颌部，嘱患者身体下沉，术者双手向上用力，前臂用手同时向相反方向用力，把颈牵开，边牵引边使头颈部前屈、后伸及左右旋转。

3.提拿患者两侧肩井并拿揉患肢，以肱二头肌和肱三头肌为主，用多指横拔腋下臂丛神经分支，使患者手指有串麻感为宜。

4.牵抖患者患侧上肢2～3次，最后拍打患者肩背部和上肢，使患者有轻快感为宜。

5.颈椎病指压法：神经根型，用拇指指端按压风池、肩井、肩髎、外关、少海、后溪穴各1分钟；椎动脉型，用拇指指端按压风池、太阳、列缺、合谷、听宫穴各1分钟；脊髓型，用拇指指端按压肩井、翳风、肩中俞、肩髎、期门、阳陵泉、后溪穴各1分钟；交感神经型，用拇指指端按压百会、肩井、颧髎、神门、外关、足三里穴各1分钟；混合型，根据其混合具体类型，有选择按压以上有关穴位。

● 温馨提示

1.对颈椎病的指压治疗，尤其在做被动运动时，动作应缓慢，切忌暴力、蛮力和动作过大，以免发生意外。

2.低头位工作不宜太久，避免不正常的工作体位。

3.睡眠时枕头不宜过高、过低、过硬。最好另用一只小枕头，垫放在颈项部。

4.治疗后，可选用一个宽硬领围于颈项部，用以固定颈椎，并要注意保暖。

5.本病可以配合颈椎牵引治疗。重量约3～5kg，每次20～30分钟。

6.对脊髓型颈椎病，指压治疗效果不佳，切忌大动作或重力按压颈部穴位，以免造成更严重的脊髓压迫症状；或有进行性加重趋势，应考虑综合治疗。

网球肘

网球肘，又称肱骨外上髁炎，是一种常见的慢性劳损性疾病。本病一般起病较慢，多数无明显外伤史，而是有长期使用肘部、腕部的劳损史。临床表现为肘后外侧酸痛，尤其在做转、伸、提、拉、推等动作时疼痛更为剧烈。检查肘关节外观无红肿，局部有明显压痛，伸肌腱牵拉实验阳性，即肘伸直握拳，屈腕，然后将前臂旋前，可发生肘外侧部剧痛，中医称之为"肘痛"。

症状

肘后及上臂外侧酸痛，疼痛反复发作，偶尔疼痛由手臂向下放射到手腕部，关节活动轻度受限，得温则痛减，患处无红肿发热感，舌淡红，苔薄白，脉弦紧。

指压方法

▶ 对症穴位

曲池、尺泽、小海、少海、手三里、合谷。

指压手法

①患者坐位或仰卧位，医者立于或坐于病侧，用轻柔的按法从患者肘部沿前臂背侧治疗，往返10次左右，以舒经通络。②重点在肘部治疗，用拇指按揉曲池、手三里、尺泽，用中指按揉小海、少海，手法宜缓和每穴约1分钟，同时配合拿法沿伸腕肌往返提拿。③再用弹拨法：医者右手持患者腕，使患者右前臂旋后位，左手用屈曲的拇指端压于患者肱骨外上髁前方，其他四指放于患者肘关节内侧。右手逐渐屈曲患者

肘关节至最大限度，左手拇指用力按压患者肱骨外上髁的前方，然后再伸直肘关节，同时医者左手拇指推至患肢桡骨头之前，沿桡骨头前外缘自后弹拨伸腕肌起点。施术后患者有桡侧三指麻木感及疼痛减轻的现象。也可将患者前臂旋前位，放置桌上，肘下垫物，医者用拇指向外方紧推患者邻近桡侧腕长、短伸肌，反复数次，弹拨范围可上下移动。④最后用擦法沿患者伸腕肌治疗，以透热为度，亦可搓上肢结束。

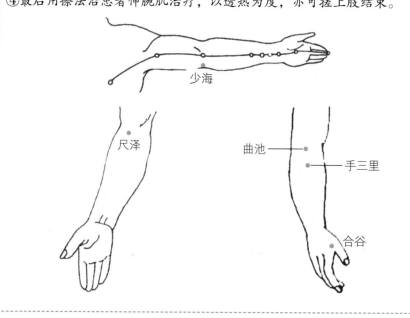

少海

尺泽

曲池 —— 手三里

合谷

●温馨提示

1.本病的发生，有一部分是附着于肱骨外上髁肌腱纤维的部分断裂而造成的，因此推拿治疗中不宜有过强的刺激，以免产生新的损伤。

2.从事腕力劳动较多的病人，可以根据情况改变原有的姿势，以有益于本病的康复。

3.患者坚持自我按摩，对本病的治疗、康复是一种积极的措施。

4.局部应注意保暖，防止寒冷刺激。

5.嘱患者进行功能锻炼，常用的方法有甩鞭法，即前臂在内旋的同时屈肘，然后伸直肘关节。

肋间神经痛

肋间神经痛是一种较为常见的肋间神经由于不同原因的损害，进而出现的以胸部肋间或是腹部呈带状疼痛的综合征，属中医"胁痛"范畴。

多是由于肝气郁结，横逆而攻窜作痛，进而引起肝经循行部位（胸胁）症状；或是因为痰饮内停以及外伤，局部瘀血停滞，络脉不通，气血不畅、不通而作痛。

症状

数个或是一个肋间分布区疼痛，呈刺痛、钝痛、烧灼样痛，甚至刀割样痛，通常因为喷嚏、咳嗽、深呼吸或负重屏气诱发加重，疼痛可向背部、肩部放射，相应皮肤区感觉异常，病变肋缘具有压痛，活动受影响。

指压方法1

▶ 对症穴位

支沟、太冲、内关、外关、期门、肝俞。

指压 手法

❶拇指指端放在支沟穴上，其余四指放在该穴背面，拇指用重力对支沟穴进行掐按，每隔20秒放松1次。反复掐按5～7分钟，直到局部有明显酸胀感出现为止。

❷拇指指端放在太冲穴上，其余四指放在足底，拇指用重力对太冲穴进行掐按，每隔20秒放松1次。反复掐按5～7分钟，直到局部有强烈酸胀感出现为止。

❸拇指指腹放在内关穴上，食指指腹放在外关穴上，两指用重力进行捏按，每隔20秒放松1次。反复捏按5～7分钟，直到局部有较强烈酸重感出现为止。

❹拇指指腹轻轻对期门穴进行揉按，连续揉按3～5分钟，直到局部有轻微胀感出现为止。

❺拇指指腹用重力对肝俞穴进行扣按，每隔20秒放松1次，反复扣按3～5分钟，直到局部有较明显胀重感出现为止。

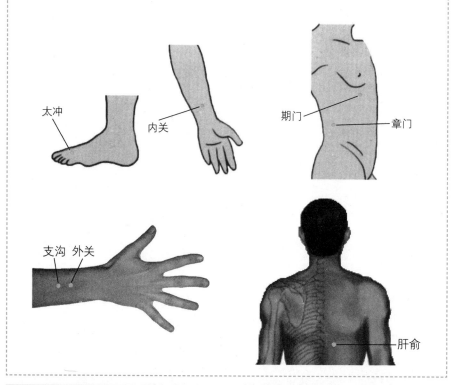

● 温馨提示

　　该病如果单用指压疗效不佳，可与封闭疗法或是理疗相配合。继发性肋间神经痛应当重视病因的治疗。有些患者通常具有胸椎关节的位置异常，通过胸椎复位手法纠正后，疼痛就可以明显得到缓解。胸椎部位的疾病要及时进行治疗，避免继发肋间神经痛。坐位工作者应当注意姿势，避免劳累。

腰痛

腰痛主要原因是腰肌劳损，主要是指腰骶部肌肉、筋膜、韧带等软组织的慢性损伤而引起的慢性疼痛。临床表现为长期、反复发作的腰背疼痛，时轻时重；劳累负重后加剧，卧床休息后减轻；阴雨天加重，晴天减轻；腰腿活动无明显障碍，但部分患者伴有脊柱侧弯、腰肌痉挛、下肢有牵扯痛等症状。

症状

腰冷痛伴有沉重感，侧转不利，虽经卧床休息，症状也不减轻，天气变化症状加重，腰部热敷后感到舒适，舌淡红，苔薄白或腻，脉弦滑或紧。

指压方法

▶▶ 对症穴位

三焦俞、气海俞、肾俞、腰阳关、大肠俞、八髎、秩边、委中、承山。

指压手法

循经揉法：患者仰卧位，医者先用深沉而柔和的擦法、揉法沿患者两侧足太阳膀胱经从上而下施术5～6遍，然后用掌跟在患者痛点周围按揉1～2分钟。穴位按压：医者以双手拇指依次按揉患者两侧三焦俞、肾俞、气海俞、大肠俞、关元俞、膀胱俞、志室、秩边等穴位，以患者有酸胀感为度，从而达到提高痛阈，解痉止痛的目的。

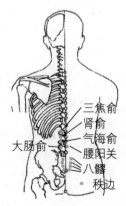

三焦俞
肾俞
气海俞
腰阳关
大肠俞
八髎
秩边

腰椎间盘突出症

腰椎间盘突出症又称腰椎间盘纤维环破裂症。现代医学认为，病因是腰椎间盘退行性病变、腰外伤、积累性劳损，使纤维环部分或完全破裂，髓核向椎管内突出，压迫或刺激神经根和脊髓而引起的腰腿疼痛综合征。

症状

腰部冷痛重着，每遇阴雨天或腰部感寒后加剧，痛处喜温，转侧不利，静卧痛势不减，或伴有下肢肢体麻木重着疼痛，体倦乏力，或肢末欠温，食少腹胀，舌淡红，苔白，脉沉迟或滑。

指压方法

▶ 对症穴位

腰阳关、大肠俞、环跳、委中、承山、阳陵泉、绝骨、丘墟、昆仑、肾俞、居髎。

指压手法

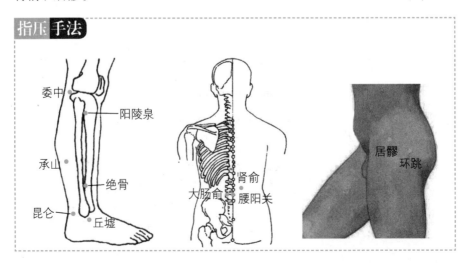

❶循经按揉法：患者仰卧位，医者用㨰、按揉手法在患者脊柱两旁膀胱经及臀部和下肢后外侧施术3～5分钟，以腰部为重点。然后医者用双手掌重叠用力，沿患者脊柱由上而下按压腰骶部，反复2～3遍，此法作用在于改善血液循环，缓解腰背肌肉痉挛，促进炎症的吸收。

❷拔伸推压法：患者仰卧位，医者先用拇指或肘尖点压患者腰阳关、肾俞、居髎、环跳、承山、委中及阿是穴每穴约1分钟，以解痉止痛。然后在助手配合拔伸牵引的情况下，医者用拇指顶推或肘尖按压患处（与突出物方向相反）。此法作用在于增加盘外，降低盘内压，促使突出的髓核回纳。

●温馨提示

1.治疗前应排除骨、关节疾病及推拿禁忌证。

2.病程长，经多次指压治疗无效者，要考虑综合治疗。

3.指压治疗后可能出现疼痛加重现象，应平卧硬板床休息1～2周，并用皮腰围保护腰部，尽量避免弯腰动作。

4.病情好转后，适当进行腰背肌肉功能锻炼，促进康复。

退行性脊柱炎

退行性脊柱炎又称为增生性脊柱炎、脊椎骨关节炎、老年性脊柱炎、肥大性脊柱炎等，指的是椎间盘退变狭窄，椎体边缘退变增生，小关节由于退变进而形成骨关节病变。该病在中年以后好发，男性比女性多，长期从事体力劳动者容易患有该病。

症状

通常因为椎体软骨退变、骨质增生、骨刺形成，进而造成腰部酸痛僵硬，不能久坐久站，晨起时症状加重，活动之后症状减轻；活动稍停症状反而加重。少数患者可伴有脊神经根与脊髓受压症状。通常好发于第4、5腰椎椎体部。

指压方法1

对症穴位

肾俞、腰眼、委中。

指压 手法

❶患者俯卧。施术者站在患者的身体左侧。用指压法自上而下在患者腰部痛点处以及两侧骶棘处施术3～5分钟。

❷对患者肾俞、腰眼、委中穴进行指压，每处穴位指压1分钟，指压3～5遍。

❸在患者腰部两侧用掌根揉法压揉约3分钟。

指压方法2

对症穴位

命门、肾俞等。

指压 手法

❶患者俯卧。施术者立于其侧，对其腰部脊柱两侧用按揉法施术约5分钟。

❷患者俯卧。施术者立于其侧，以掌根着力，对患者的命门穴按揉约1分钟，以患者具有酸胀感为度。

❸患者俯卧。施术者立于其侧，以掌根着力，对第2腰椎棘突下旁开1.5寸处的肾俞穴按揉约1分钟，以患者具有酸胀感为度。

❹患者俯卧。施术者立于其侧，以掌根着力，对第5腰椎棘突下的17椎穴按揉约1分钟，以患者具有酸胀感为度。

❺患者俯卧。施术者立于其侧，一只手对其腰部进行按压，另一只手托其下肢并用力往上扳抬，两手协调用力，使腰椎后伸。可反复地做后伸运动5～10次，也可做一次短促的扳动。

❻患者侧卧，上侧下肢屈膝屈髋，下侧下肢伸直。施术者一只手将其肩前部按住并往后推，另一只手或是肘部置于臀部往前扳动，两手协调用力扳到极限，然后再做一次短促的扳动。两侧各扳一次。腰椎骨质增生有骨桥形成者禁用此法。

❼患者俯卧。施术者立于其侧，以小鱼际着力，沿着脊柱方向擦两侧膀胱经与督脉，以透热为度。

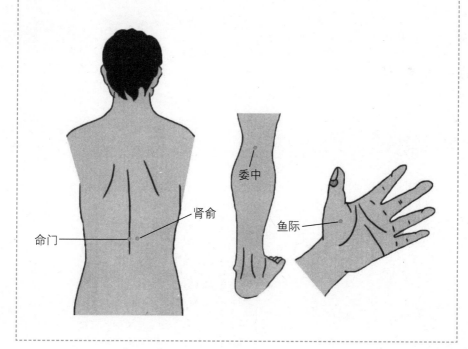

增生性膝关节炎

在医学上，增生性膝关节炎称作骨性关节炎，指的是膝关节软骨变性、外伤、劳损、先天或是后天关节畸形所致，多见于老年人。该病属中医"痹证"范畴。

症状

主要表现是膝关节疼痛、肿胀、伸屈受到限制，蹲下、起立、劳累后或是上下坡时疼痛加剧，并常因轻伤或寒冷加重。活动关节时，可听见关节内因摩擦所引起的"咯咯"响声。X线摄片显示关节软骨面有骨质增生。

指压方法1

▶ 对症穴位

膝眼、膝阳关、足三里或阳陵泉。

指压 手法

双手拇指对患侧膝眼穴进行按压，然后用手掌根对膝阳关穴进行按揉，各100～200下。用指端持续对足三里穴或是阳陵泉穴掐压3～5分钟，如果能够配合涂药汁按揉则更具效果。每日进行2～3次。

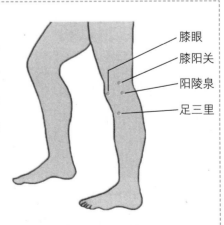

膝眼
膝阳关
阳陵泉
足三里

指压方法2

▶▶ 对症穴位

阳陵泉、太冲、三阴交、委中等。

指压 手法

❶患者仰卧。施术者首先使用右手的拇指螺纹面着力，对膝关节疼痛部位指压3～5分钟。

❷将右手掌心贴在膝关节上，按揉患侧膝关节痛点5～10分钟。

❸对患侧阳陵泉、太冲、三阴交、委中等穴进行指压，反复施术3～5分钟。

指压方法3

▶▶ 对症穴位

阳陵泉、悬钟、太冲等。

指压 手法

❶患者仰卧，伸直膝关节。在确定没有骨折的情况下，施术者使用右手拇指对膝关节疼痛处指压3～5分钟。

❷对患侧阳陵泉、悬钟、太冲等穴指压3～5分钟。

❸自上而下对患侧膝关节痛点处指压3～5分钟，以患者感到酸胀为度。

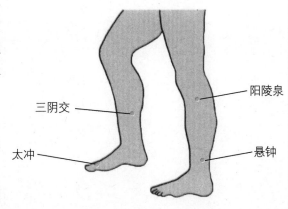

三阴交　阳陵泉　太冲　悬钟

指压方法4

▶ 对症穴位

阳陵泉、阴陵泉、血海、膝眼、足三里、三阴交等。

指压 手法

❶患者仰卧，伸直患侧下肢。施术者站在患者右侧，对患膝部使用掌根揉法反复施术3～5分钟。

❷施术者用双手从患者大腿前部向膝部到小腿，交替进行指压5～10分钟。

❸施术者两手将患者膝关节两侧握住，两拇指自髌骨下方至上方进行指压，反复施术3～5分钟。

❹对患者阳陵泉、阴陵泉、血海、膝眼、足三里、三阴交等穴指压3～5分钟。

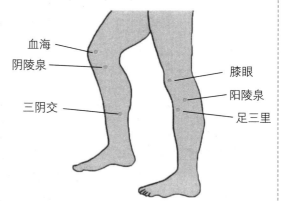

血海
阴陵泉
膝眼
阳陵泉
三阴交
足三里

● 温馨提示

避免在潮湿处睡卧，防止汗出当风，不要在出汗后即刻洗脚或是洗凉水浴。以防膝关节受到风、湿、寒的侵害。不要让膝关节负荷过重或是过于劳累。患者早期最关键的治疗措施是将关节稳定，坚持做双侧股四头肌收缩的静力训练，即取坐姿或是卧姿，伸直双下肢，将大腿前方肌肉群用力绷紧，持续10～20秒，然后放松5～10秒，再重复20～30遍。每日进行4～5次，做三周有效。或是坚持每日坐床边，将双脚悬空做前后迈动，如走路状，进行200～300次，再自我按摩双腿。关节疼痛、肿胀加重时应当休息。

类风湿性关节炎

类风湿性关节炎是一种以关节病变为主要特征的慢性、全身性、免疫系统异常的疾病。早期有游走性的关节疼痛、肿胀和功能障碍，晚期则出现关节僵硬、畸形、肌肉萎缩和功能丧失。本病多发于青壮年人群，女性多于男性，起病缓慢，病变常从四肢远端的小关节开始，且左右基本对称；病程大多迁延多年，在进程中有多次缓解和复发交替的特点，有时缓解期可持续很长时间。传统医学认为，本病属"痹证"范畴。

症状

肢体关节疼痛，游走不定，发病初期肢节亦红亦肿，屈伸不利，或恶风，或恶寒，舌红，苔白微厚，脉弦紧。

指压方法

▶ 对症穴位

膝眼、足三里、肩髃、天宗、肩井、肩髎。

指压 手法

患者取坐位，术者立于患者的外侧，令患者平卧或侧卧于床上，放松肢体肌肉。术者用㨰法和点法在患关节周围㨰推和点穴（特别是膝眼、足三里、肩髃、天宗、肩井、肩髎处重点点穴）操作5分钟。术者用拇指分别沿着患关节周围肌群，如股二头肌、股四头肌、腓肠肌、三角肌、肱二头肌短头和冈下肌肌纤维走向的垂直方向弹拨8～10次，再用手掌按压10～15次。术者右手握患关节远端，左手固定患关节部，逐渐使之前屈、外展、后伸、内收，在患者疼痛能忍受的情况下，逐渐增大活动范围。术者用手拍打患关节部，然后牵拉其远端，有节奏地牵抖3～5次。

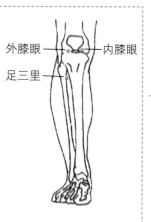

外膝眼——内膝眼
足三里

● 温馨提示

注意避免风寒，注意关节的保暖，平时可以自行热敷，配合推拿效果会更好。

腕关节痛

风湿、类风湿、劳累、外伤等各种原因都可造成腕关节疼痛。其中腕关节肌腱炎、腕关节扭伤、腕管综合征、腕关节腱鞘囊肿、手舟骨骨折等是由于外伤所致的腕关节疼痛。易导致腕关节扭伤的运动有：冲击性的体育运动，如体操、举重、溜冰、滑板、足球、篮球等，容易造成腕关节急性损伤；而腕关节慢性损伤多是和上肢不正确的训练动作或负重运动有关系。

症状

以腕关节扭伤为例，其主要表现为：在相反的或是相应的受力部位发生肿胀，局部有肿胀、压痛，腕部酸痛无力。由于肌肉痉挛，腕关节的功能活动受限。

指压方法

▶ 对症穴位

大陵、阳溪、内关、外关。

指压 手法

❶对大陵穴点揉1～2分钟。

❷对阳溪穴点揉1～2分钟。

❸先将拇指指端放在内关穴上，食指指端放在外关穴外，相对切按1～2分钟。

❹摇动腕关节。

每日进行1次治疗，1个疗程为5次。

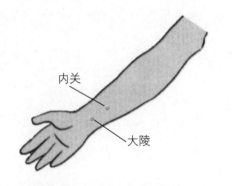

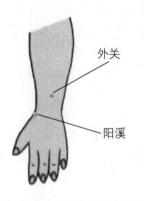

● 温馨提示

1.急性期需制动休息，可采用热敷进行治疗。

2.对各指、腕屈伸以及前臂旋转活动进行练习，以防废用性肌萎缩与组织粘连。

肩周炎

肩周炎又称肩关节周围炎，是肩关节周围软组织（关节囊、韧带等）的一种退行性炎性疾病。本病多发于50岁左右的中年人，故又称"五十肩"。早期以肩部疼痛为主，夜间加重，并伴有凉、僵硬的感觉；后期病变组织会有粘连，且会并发功能障碍。

症状

肩部疼痛，痛引肩背、颈项，关节活动轻度受限，恶风畏寒，复感风寒则疼痛加剧，得温则痛减，或伴有头晕、耳鸣，舌淡红，苔薄白，脉浮紧。

指压方法

▶ 对症穴位

肩井、肩髃、秉风、天宗、肩贞、曲池、手三里、合谷。

指压手法

❶松解放松法：患者坐位，医者站于患侧，用一手托住患者上臂使其微外展，另一手用揉法施术，重点在肩前部、三角肌及肩后部约5分钟。同时配合患肢的被动外展、旋外和旋内活动，以缓解肌肉痉挛，促进粘连松解。

❷解痉止痛法：接上述步骤，医者用点压、弹拨手法依次点压患者肩井、秉风、天宗、肩贞、肩髃各穴，以酸胀为度每穴约1分钟，对有粘连部位或痛点施弹拨手法，以解痉止痛，剥离粘连。

曲池

手三里

合谷

踝关节扭伤

踝关节扭伤，是指踝关节过度内翻或外翻，或突然跖屈，造成踝关节周围软组织扭伤，临床以外踝部韧带损伤多见。本病多因行、走、跑、跳、蹬、踢等运动姿势不当或遇地面障碍闪让不及所造成。急性损伤会立即出现疼痛、肿胀、活动受限、行走困难等症状；日久劳损或外伤后遗症也可引发疼痛。

症状

踝关节部位红肿、发热、疼痛剧烈，活动明显受限，行走困难，发病前多有外伤史，舌黯，可见瘀点，苔白，脉弦涩。

指压方法

▶ 对症穴位

承山、昆仑、足三里、太溪、绝骨、解溪、太冲。

指压手法

❶踝关节外侧韧带扭伤：（1）患者侧卧，伤肢在上，助手用双手握住患者伤侧小腿下端，固定肢体，医生用双手相对拿住患者患足，两手拇指按住患者外侧伤处，环转摇晃踝关节后，用力将患者足跖屈并内翻位拔伸，然后将患者足外翻，拇指在伤处进行戳按。（2）患者正坐，医者坐其对面，医者用一手由外侧握住患足足跟部，拇指按压于患者伤处，另一手握住患者足跖部，

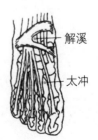

解溪

太冲

作踝关节环转摇法，在拔伸状态下将患者足跖屈后背伸，按压伤处的拇指则用力向下戳按。

❷踝关节内侧韧带扭伤：（1）患者侧卧，伤肢在下，助手用双手握住患者伤侧小腿下端，固定肢体，医生用双手相对拿住患足，两手拇指按住患者内侧伤处，环转摇晃患者踝关节后，用力将患者足外翻位拔伸，然后将足内翻，拇指在伤处进行戳按。（2）患者正坐，医者坐其对面，用一手由内侧握住患者足跟部，拇指按压于伤处，另一手握住患者足跖部，作踝关节环转摇法，在拔伸状态下将患者足内翻后背伸，按压伤处的拇指则用力向下戳按。

● 温馨提示

1.如果踝关节韧带损伤轻者可用绷带或胶布将踝关节固定于韧带松弛部位，即外侧副韧带损伤将足外翻位固定。韧带撕裂严重者，也可采用石膏托按上述方法固定。约3周左右拆除外固定即可。

2.外固定期间，应该练习足趾的屈伸活动和小腿肌肉的收缩活动。拆除外固定后，要逐渐练习踝关节的内、外翻及跖屈、背伸活动，以预防粘连，恢复踝关节的功能。

3.注意踝部保暖，避免重复扭伤。

足跟痛

足跟痛症多见于中、老年人，轻者走路、久站才出现疼痛，重者足跟肿胀，不能站立和行走，平卧时亦有持续酸胀或针刺样、灼热样疼痛，疼痛甚至牵涉及小腿后侧。病因与骨质增生、跗骨窦内软组织劳损、跟骨静脉压增高等因素有关。对骨质增生者，治疗虽不能消除骨刺，但通过消除骨刺周围软组织的无菌性炎症，疼痛同样可以消除。

症状

足跟部肿胀、持续疼痛不能缓解，不能站立、行走，休息时候疼痛不能明显缓解，舌暗，可见瘀点，苔白，脉弦涩。

指压方法

▶ 对症穴位

三阴交、阴陵泉、太溪、照海、然谷、昆仑、仆参。

指压手法

❶跟骨下止点滑囊炎：患者仰卧床上，患肢膝关节屈曲60°，医者一手拿住患足作背屈固定，使跟腱紧张，另一手用小鱼际处，对准患足滑囊用力侧击。手法的作用是促进局部血液循环，消肿止痛，或使滑囊破裂、液体吸收。

❷跖筋膜炎：患者仰卧，下肢伸直。医者先用点按法点按患者上述穴位每穴约1分钟，然后以一手拇指点按、揉捏患者痛点，再以擦法及拌顺法沿跖筋膜走行方向进行推擦及拌顺，并使足底发热。

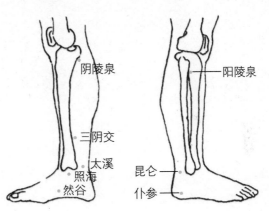

● 温馨提示

1.跖筋膜炎患者在急性期应注意适当休息，减少负重，控制剧烈运动。症状缓解后，逐渐进行足底部肌肉的收缩锻炼，以增强足底部的肌力。

2.注意局部保暖，避免寒冷刺激。

痔疮

痔疮是指直肠下端黏膜和肛管远侧端皮下的静脉曲张团块呈半球状隆起的肉球，发生在肛门内的叫内痔，肛门外的叫外痔，内外均有的为混合痔。外痔在肛门边常有增生的皮瓣，发炎时疼痛；内痔便后可见出血，颜色鲜红，附在粪便外部；痔核可出现肿胀、疼痛、瘙痒、流水、出血等，大便时会脱出肛门。

症状

饮食不节，喜食辛辣食物，胃中灼热，便后出血，血色鲜红，肛门发痒，大便不畅，全身症状不明显，舌红，苔黄腻，脉滑数。

指压方法

▶ 对症穴位

二白、孔最、中脘、气海、天枢、神阙、足三里、会阴、肺俞、肾俞、大肠俞、八髎、长强。

指压 手法

❶患者仰卧位，术者点揉患者二白、孔最各1分钟，一指禅点中脘、气海、天枢各1分钟，用掌振颤神阙3分钟，顺时针摩腹3分钟，食、中、无名指齐压脐上1分钟。医者双手中指同时点揉患者足三里2分钟，嘱患者回家自己点揉会阴穴3分钟（需辅导患者正确取会阴穴及点揉手法）。

❷患者俯卧，术者用推法和掖法操作于患者足太阳膀胱经3分钟，按压督脉1分钟，点拨肺俞、肾俞、大肠俞、八髎各1分钟，擦八髎5分钟至局部灼热发红，揉龟尾3分钟，一点一放长强穴3分钟。

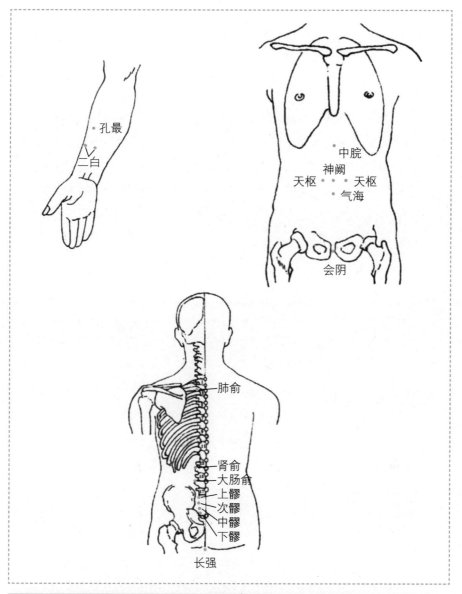

●温馨提示

　　1.排便时不要长时间憋气使劲；感觉有便意就上厕所，争取3分钟内上完；改变导致便秘和腹泻的饮食习惯；排便后轻轻擦拭肛周，有条件最好冲洗干净；活动身体，减少臀部的负担；远离酒精和刺激物。

　　2.饮食上应该以清淡为主，忌食辛辣刺激食物。

第六章 常见妇科病的指压方法

乳腺增生

在女性乳房疾病中，乳腺增生最为常见，在青春期以后的所有年龄层都有可能发生，事实上，乳腺增生既非肿瘤，也非炎症，而是乳腺正常组织结构发生的紊乱。

症状

乳房胀痛及乳内肿块是该病的主要临床表现。乳房胀痛经常表现为单侧或是双侧乳房触痛或者胀痛，经前期发生或者加重，经后减轻或者消失；乳房肿块是多发性，单侧或是双侧性，质地和大小经常随月经而呈现出周期性变化，月经前期质地较硬，肿块增大，经后质韧而不硬，肿块缩小，扪查的时候可以触到肿块呈节结构，大小各异，和周围组织间的界限不明显。大多会出现触痛，与皮肤与深部组织没有粘连，可以被推动，腋窝淋巴结没有肿大。

乳腺增生症隶属于中医"乳癖"。中医认为，肝肾、冲任两脉和乳房的关系最为密切。肝郁气滞、情志内伤对乳癖的发病具有重要的影响。此外，肝肾不足、冲任失调也是乳癖发病的重要因素。

指压方法

 对症穴位

三阴交、足三里、涌泉、太冲、丰隆、足部，肾反射区、输尿管反射区、膀胱反射区、肾上腺反射区、垂体反射区、肝反射区、乳房反射区、生殖腺反射区、胸部淋巴结反射区。

指压 **手法**

❶按照顺序对三阴交、足三里、涌泉、太冲、丰隆进行按压，每穴位按压50~100次。

❷分别揉肝反射区、乳房反射区、生殖腺反射区、胸部淋巴结反射区100次，直至局部有胀痛感。

❸沿足趾至足跟方向对膀胱反射区、输尿管反射区进行推按，每分钟30~50次，共100次。

❹分别按肾反射区、输尿管反射区、肾上腺反射区、腹部淋巴结反射区100次，直到局部有胀痛感为止。

❺将膀胱反射区点按100次，直至局部有胀痛感。

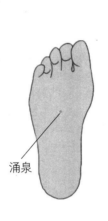

涌泉

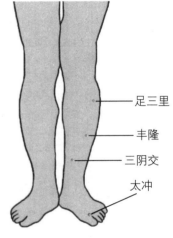

足三里

丰隆

三阴交

太冲

● 温馨提示

乳腺增生患者若同时患有妇科疾病，务必积极进行诊治，要按照医生的指示采取药物或者其他疗法。在日常生活当中，乳腺增生患者要确保生活富有规律性，并保证饮食结构的合理性，避免肥胖，少食动物脂肪、甜食、油炸食品以及过多进滋补食品，要多食水果与蔬菜，多吃粗粮，最好是多吃黄豆、黑豆，以及蘑菇、黑木耳、核桃、黑芝麻；也要使乳房保持清洁，常用温水进行清洗，对乳房肿块的变化加以观察，定期检查；严禁滥用避孕药和含有雌性激素的美容用品，避免人流，产妇要多喂奶。

崩漏

崩漏是指妇女不规则的阴道出血，并且淋漓不断，或不在月经期内阴道大出血。现代医学认为，崩漏是多种妇科疾病所表现的共有症状，如功能性子宫出血，女性生殖器炎症、肿瘤等所引发的阴道出血，都属于崩漏范畴。一般可以分为血热、血瘀及脾虚3型。

一、血热

症状

经血不按月经正常时间而下，量多，或淋漓不净，色深红或紫红，质地黏稠，口渴喜饮水，自觉胸中烦热，或有发热，小便黄或大便干结，舌红，苔黄腻，脉洪数或滑数。

指压方法

▶ 对症穴位

三阴交、血海、膈俞、大敦、行间、期门。

指压 手法

术者以拇指指腹点按施术于患者三阴交、血海、膈俞穴，每穴操作3~5分钟，以患者酸胀有温热感为度，再以同法在大敦、行间、期门穴操作，力度以患者有胀感为度。

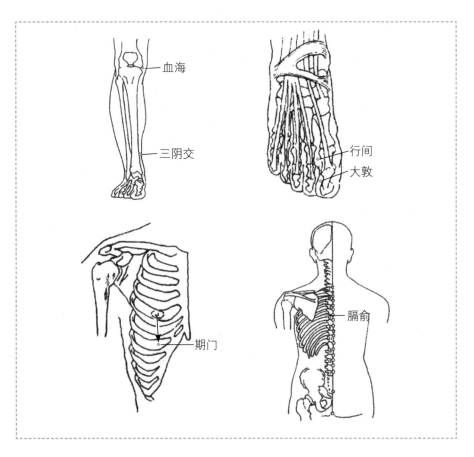

二、血瘀

症状

　　经血不按月经正常时间而下，时来时止或淋漓不净，或很久未按时来月经，又突然下血，且量多，继而一直淋漓不断，色紫黯有血块，小腹有下坠、胀痛的感觉。舌紫暗，或见瘀点，苔薄白，脉涩。

指压方法

▶ 对症穴位

三阴交、血海、膈俞、合谷、太冲。

指压手法

　　患者仰卧位，术者以拇指指腹点按施术于患者三阴交、血海、膈俞穴，每穴操作3~5分钟，以患者有酸胀、温热感为度，再以同法在合谷、太冲穴操作，力度以患者有胀感为度。

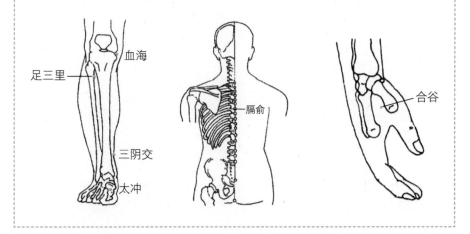

三、脾虚

症状

　　经血不按月经正常时间而下，量多，甚至淋漓不断，血色淡而质薄，自觉吸气不够，精神疲倦，面色苍白，或面部、肢体有浮肿，手足不温，或饮食胃口差，舌淡红，苔薄白，脉缓弱或沉弱。

指压方法

▶ 对症穴位

三阴交、血海、膈俞、脾俞、足三里、气海、命门。

指压 手法

　　术者以拇指指腹点按施术于患者三阴交、血海、膈俞穴，每穴操作3～5分钟，以患者酸胀有温热感为度。横擦背部脾俞穴，以透热为度，按揉足三里穴，操作2～3分钟。掌振气海穴，以患者全腹有温热感为佳，点揉命门穴，操作2～3分钟。

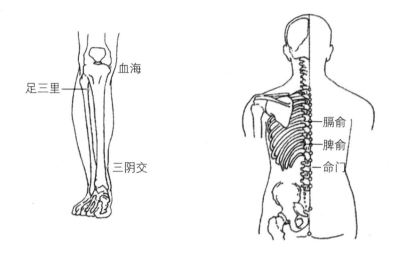

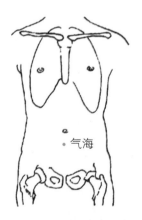

● 温馨提示

　　大出血时应住院治疗，血止出院也需继续调治，恢复正常月经周期，才能防止复发。

急性乳腺炎

急性乳腺炎系指在乳房部位发生的一种急性化脓性疾病。很大一部分患者是哺乳期妇女，其中以初产妇最为常见，该病往往出现在产后3～4周。非哺乳期或妊娠后期也偶有此病发生。

急性乳腺炎归类于祖国医学的"乳痈"，现代医学认为，此病可能是因为乳头没有发育好（内陷或过小），难以哺乳，或乳汁分泌过多不能完全排掉，或乳管不够通畅，影响到了排乳，最终造成乳汁淤积，引起局部红肿化脓，甚至破溃。

症状

急性乳腺炎主要表现症状包括乳房局部红肿、硬块、触痛、疼痛，并具恶寒发热等全身症状，或是兼有肝郁气滞症状，或是兼具胃热症状。

指压方法1

▶ 对症穴位

风池、肩井、膈俞、肝俞、乳根、神封、丰隆、解溪。

 指压手法

患者取坐姿，施术者分别在其风池、肩井用点按法施术2分钟，同时自风池开始往下沿颈椎两侧进行推揉，往返20次左右；然后患者俯卧，施术者在其膈俞、肝俞用按法、揉法各施术2分钟；最后患者仰卧，施术者在其乳根、神封用点按法各施术2分钟，并在其乳房周围轻柔地摩揉5～10分钟，点按丰隆、解溪各2分钟。

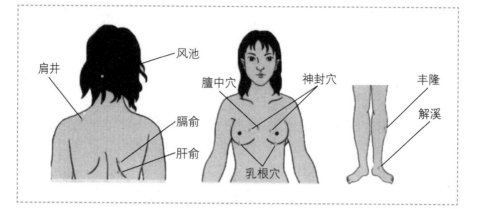

指压方法2

▶▶ 对症穴位

膻中、乳根、肩井。

指压 手法

❶按揉肿块：取坐姿，将滑石粉或者润滑油作为推拿介质。用健侧手指抵住乳房肿块，按顺时针方向轻轻按揉5分钟。每天2～3次。

❷取坐姿，用两手的四指托住乳房，两手的拇指在肿块上方向乳头方向交替地抹、推、揉，令乳腺口流出乳汁。每天2～3次。

❸取坐姿，患侧手托住乳房，健侧手用拇、食、中指对肿块进行挤捏，自上而下直至乳头处，同时逐渐增大挤捏力度，以疏通阻塞的乳腺口，挤出黄色液体或是乳汁。每天2～3次。

❹对膻中、乳根进行揉按。用健侧拇指抵住患侧穴位，略用力揉按5分钟，以穴位感酸胀为度。每天2～3次。

❺拨动肩井。以健侧食、中指抵住患侧穴位，略用力拨动前后分筋5分钟，以穴位感酸胀为佳。每天2～3次。

●温馨提示

1.若乳房局部红肿，有波动感时，不可揉按局部，以免破溃感染。

2.初期可采用，热敷或外敷中药散结通络等方法，预防病情进一步发展。

带下

白带是正常妇女阴道内流出的少量白色无味的分泌物。若在经期、排卵期或妊娠期白带增多，是妇女正常的生理现象。如果妇女阴道分泌物增多，且连绵不断，色黄、色红、带血，或黏稠如脓，或清稀如水，气味腥臭，就是带下病症。带下病患者常伴有心烦、口干、头晕、腰酸痛、小腹有下坠、胀痛感、阴部瘙痒、小便少，颜色黄，全身乏力等症状。一般分为下焦虚寒和湿毒下注两型。

一、下焦虚寒

症状

带下量多，色白或淡黄，质稀薄，或如鼻涕，如唾液样，无臭味，面色苍白或面带黄色无光泽，神疲乏力，食少，腹胀，便稀薄，舌淡，苔薄白腻，脉缓弱。

指压方法

▶ 对症穴位

带脉、关元、三阴交、白环俞、脾俞、足三里。

指压 手法

术者以拇指点按患者带脉、三阴交、足三里穴，操作2～3分钟，以患者有酸胀感为度。以手掌掌面横擦脾俞、白环俞，以患者有温热感为度。掌振法施术于关元穴，操作2分钟。

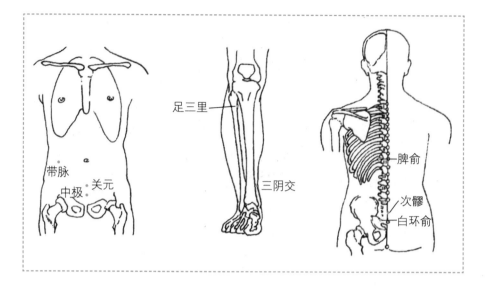

二、湿毒内蕴

症状

带下量多，色黄或黄绿如脓，或带血，浑浊如泔米水，有臭秽气味，阴部瘙痒，小腹隐隐作痛，小便少且黄，口苦咽干，舌红，苔黄腻，脉滑数。

指压方法

▶▶ 对症穴位

带脉、关元、三阴交、白环俞、中极、次髎。

指压手法

术者以拇指指腹点按患者带脉、三阴交穴，以患者有酸胀感为度，横擦背部白环俞、次髎穴，以患者有温热感为度，再以掌根揉按2～3分钟，用掌根在关元、中极穴施行振法，以患者腹部有温热感为佳。

月经不调

月经不调是指月经的周期，月经期时间长短，月经的颜色，月经的多少，月经质地等发生异常改变的一种妇科常见疾病。临床表现为月经时间的提前或延后、量或多或少、颜色或鲜红或淡红、经质或清稀或赤稠，并伴有头晕、心跳加快、心胸烦闷、容易发怒、夜晚睡眠不好、小腹胀满、腰酸腰痛、精神疲倦等症状。大多患者都由于体质虚弱、内分泌失调所致。一般分为肾虚、气滞血瘀、血热3型。

一、肾虚

症状

月经周期先后无定，量少，色淡红或黯红，经质清稀。腰膝酸软，足跟痛，头晕耳鸣，或小腹自觉发冷，或夜尿较多，舌淡，苔薄白，脉沉细无力。

指压方法

▶ 对症穴位

关元、气海、中极、脾俞、肝俞、肾俞、三阴交。

 指压手法

患者仰卧位，医者坐于患者右侧。医者先用揉法于患者气海、关元、中极等穴，每穴约1分钟，以得气为度；然后用摩法顺时针方向摩小腹，时间约6～8分钟。医者用双拇指按揉患者三阴交，每穴约1分钟左右，以酸胀为度。患者俯卧位，医者用一指禅推法施术于患者背部两侧膀胱经，重点在脾俞、肝俞、肾俞等处，时间约3~5分钟；然后用按揉法于脾俞、肝俞、肾俞等穴，每穴约1分钟，以得气为度。

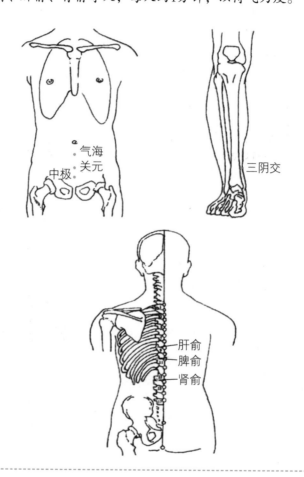

气海
关元
中极
三阴交

肝俞
脾俞
肾俞

二、气滞血瘀

症状

月经或提前或延后，经量或多或少，颜色紫红，有血块，月经过程不顺利；或伴小腹疼痛，怕按；或有胁肋部、乳房、少腹等胀痛，胸部不适，舌暗，可见瘀点，苔白，脉弦涩。

指压方法

▶ **对症穴位**

章门、期门、膈俞、肝俞、肾俞、命门、神阙。

指压手法

　　患者仰卧位，术者用掌按法施术于患者神阙穴，持续按压3～5分钟，使患者下腹部出现发热感。患者俯卧位，术者用掌擦法，施术于背部督脉和肾俞、命门部位，反复摩擦1～2分钟，以皮肤透热为度；用拇指按揉法施术于章门、期门穴约2分钟；用拇指按揉膈俞、肝俞，操作3～5分钟。

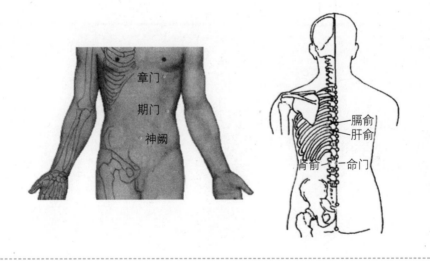

三、血热

症状

　　月经提前，量多，颜色深红或紫，质稠黏，有血块；伴心胸烦闷、容易发怒，面色发红，口干，小便短黄，大便秘结，舌红，苔黄，脉数。

指压方法

▶ 对症穴位

大敦、行间、隐白、三阴交、解溪、血海、肝俞、胃俞、大肠俞。

指压 手法

患者仰卧位，术者用拇指按揉施术于患者大敦、行间、隐白、三阴交、解溪、血海等穴，每穴操作约1分钟，以得气为度。患者俯卧位，术者用拇指或食指、中指按揉患者肝俞、胃俞、大肠俞，操作3～5分钟。

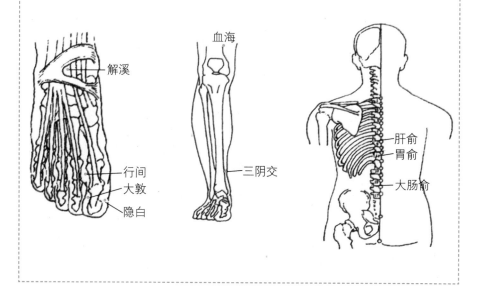

解溪

血海

行间
大敦
隐白

三阴交

肝俞
胃俞

大肠俞

● 温馨提示

1.操作时动作宜和缓从容，循序渐进，切忌动作粗暴，急于求成。

2.推拿宜在经期前后进行。注意调节饮食，避免暴饮暴食，或过食肥甘厚味、生冷寒凉、辛辣之品。

3.保持情绪舒畅，避免情志过极扰及冲任而发本病。

4.注意休息，不宜过度疲劳或剧烈运动。避免房劳过度。

痛经

痛经是指妇女月经来潮时及行经前后出现小腹胀痛或下腹剧痛等症状。痛经有原发性和继发性之分。原发性痛经是指月经初潮时就有发生，妇检时生殖器官并无器质性病变；继发性痛经是因子宫内膜异位，急、慢性盆腔炎，子宫狭窄、阻塞等生殖器官器质性病变所引起的疼痛。按病因、疼痛性质及其发生时间不同主要分为气滞血瘀、寒湿凝滞及气血虚弱3型。

一、气滞血瘀

症状

经前或行经第一二天，小腹胀痛，拒按，甚则小腹剧痛而发生恶心、呕吐，伴胸胁作胀，或经量少，或经行不畅，经色紫黯有块，血块排出后痛减，经净疼痛消失，舌黯，可见瘀点，苔薄白，脉弦涩。

指压方法

 对症穴位

气海、关元、肾俞、八髎穴、期门、章门、肝俞、膈俞。

指压 手法

患者俯卧位，医者立于其右侧，用擦法在患者腰部脊柱两旁及骶部治疗，时间约4~5分钟，然后用按法治疗肾俞、八髎、以酸胀为度，再在骶部八髎穴用横擦法治疗，以透热为度；按揉章门、期门、肝俞、膈俞，每穴约半分钟；拿血海、三阴交，以酸胀为度。

指压 手法

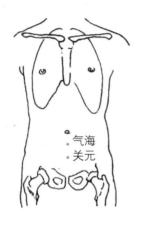

气海
关元

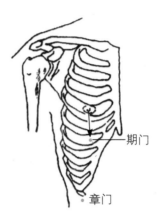

期门

章门

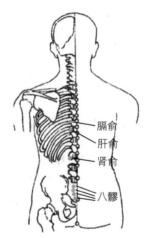

膈俞
肝俞
肾俞

八髎

二、寒湿凝滞

症状

　　月经前数日或经期小腹自觉冷痛，得温热则疼痛减轻，按小腹觉疼痛加重，经量少，经色黯黑或有血块，或有怕冷、身疼，舌淡紫，苔白腻。

指压方法

▶ 对症穴位

气海、关元、肾俞穴、八髎穴、命门、血海、三阴交。

指压手法

　　患者俯卧位，医者立于其右侧，用攘法在患者腰部脊柱两旁及骶部治疗，时间约4～5分钟，然后用按法治疗肾俞、八髎穴，以酸胀为度，再在骶部八髎穴用横擦法治疗，以透热为度。直擦背部督脉，横擦腰部肾俞、命门，以透热为度，按揉血海、三阴交，每穴约15分钟。

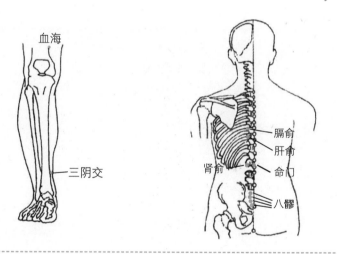

三、气血虚弱

症状

　　经后一二日或经期小腹隐隐作痛，喜欢揉按，月经量少，色淡质薄，或神疲无力，或面色差，或食少，大便清稀，舌淡，苔薄白，脉细弱。

指压方法

▶ 对症穴位

气海、关元、肾俞、八髎、中脘、脾俞、胃俞、足三里。

指压 手法

　　患者俯卧位，医者立于其右侧，用法在患者腰部脊柱两旁及骶部治疗，时间约4～5分钟，然后以按法治疗肾俞、八髎穴，以患者有酸胀感为度，再在骶部八髎穴用横擦法治疗，以透热为度。直擦背部督脉，横擦右侧背部，以透热为度。摩腹时加揉中脘2～3分钟。按揉脾俞、胃俞、足三里，每穴约1分钟。

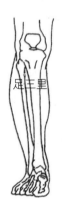

足三里

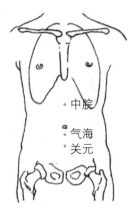

中脘

气海
关元

●温馨提示

　　1.在经期注意保暖，避免受凉，注意经期卫生。

　　2.适当休息，不要过度疲劳。

　　3.情绪安定，避免暴怒、忧郁。

　　4.经期注意调理饮食，忌食寒凉生冷食物。

　　5.经期禁止房事。

经前期紧张综合征

　　经前期紧张综合征即在月经来潮前数天的一系列症状，比如压抑、紧张、疲劳、失眠、易怒、烦躁、头痛、水肿、腹胀、乳房胀痛等。中医认为：引起该病的主要原因是痰气郁结、心血不足、肝郁火旺。指压疗法具有宁神、解郁、化痰的功效。

症状

　　症状通常出现在月经来潮前7~14天，经前2~3天加剧，月经来潮后消失。大部分妇女都会出现轻度的经前期紧张症状，少数患者可能会出现精神症状和性格以及行为的改变，从而对生活与工作造成影响。

指压方法1

▶ 对症穴位

　　太阳、印堂、神庭、风池、百会、中脘、内关、神门、心俞、肝俞、足三里。

指压手法

　　❶患者取坐姿。施术者用双手拇指或者中指指端着力，从前额正中向两旁抹到太阳穴，时间2分钟左右。

　　❷患者取坐姿。施术者用拇指偏峰在印堂穴着力，用一指禅推法或是揉法，施术2分钟左右，以感酸胀为标准。

　　❸患者取坐姿。施术者用拇指偏峰在神庭穴着力，用一指禅推或者

揉法，施术2分钟左右，直至感到酸胀。

❹患者取坐姿。施术者用拇指偏峰在太阳穴着力，推揉2分钟左右，以感酸胀为宜。

❺患者取坐姿。施术者用拇指指端或者螺纹面在风池穴着力揉动2分钟左右，以感酸胀为宜。

❻患者取坐姿。施术者用拇指指端或者螺纹面在百会穴着力揉动2分钟左右，以感酸胀为宜。

❼患者取坐姿。施术者用拇指指端或者螺纹面在中脘穴着力揉动2分钟左右，直至感到酸胀。

❽患者取坐姿。施术者用拇指指端或者螺纹面在内关穴着力揉动2分钟左右，以感酸胀为宜。

❾患者取坐姿。施术者用拇指指端或者螺纹面对神门穴着力按压揉动2分钟左右，以感酸胀为宜。

❿患者取坐姿。施术者用双手手掌小鱼际着力从后向前摩擦两胸胁部，直至将皮肤擦到透热。

⓫患者俯卧。施术者用双手拇指指端或者螺纹面着力对心俞穴按压揉动2分钟，以感酸胀为宜。

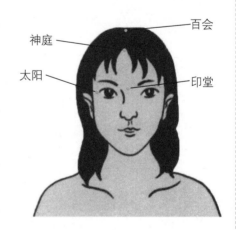

⓬患者俯卧。施术者用拇指指端或者螺纹面着力对肝俞穴揉动2分钟，直至感到酸胀。

⓭患者仰卧。施术者用拇指指端或者螺纹面着力对足三里穴按压揉动2分钟左右，以感酸胀为宜。

指压方法2

▶ 对症穴位

内关、人中、中极、三阴交、太冲、涌泉。

指压 手法

❶拇指指端用重力对内关穴进行切按，每10秒放松1次。反复切按2~3分钟，当局部感到明显酸胀时停止。

❷中指指尖用重力对人中穴进行切按，每10秒放松1次。反复切按1~2分钟，当局部感到明显胀痛时停止。

❸中指指端用重力对中极穴进行点冲按压，每分钟超过200次。连续点冲按压2~3分钟，当局部感到明显酸胀时停止。

❹拇指指端用重力对三阴交穴进行扣按，每20秒放松1次。反复扣按3~5分钟，当局部感到明显酸胀时停止。

❺拇指指端以重力按太冲穴，每10秒放松1次。反复捏按2~3分钟，当局部感到强烈酸胀时停止。

❻涌泉穴的治疗方法同太冲穴。

● 温馨提示

患者务必注意劳逸结合，防止精神紧张，进食时要注意少盐饮食。用指压疗法对该病进行治疗时疗效显著，如果能够配合精神治疗，那么疗效会更好。定期进行妇科检查与健康检查，能够及时发现器质性疾病。

盆腔炎

盆腔炎是指妇女盆腔内生殖器官及其周围组织受细菌感染后引起的炎症病变。大多因流产、分娩、产褥、刮宫术消毒不严、经期不卫生等，被细菌感染后而引发。本病有急性与慢性之分，急性治疗不当，可迁延成慢性。急性期表现为高热寒战，下腹胀痛，白带增多，呈脓样，有腥臭气味，伴有腹泻或便秘；慢性期表现为下腹隐痛及有下坠感，腰骶酸痛，月经失调，痛经，低热，白带增多，精神不振，重者可导致不孕症。一般分为湿热蕴结和气滞血瘀2型。

一、湿热蕴结

症状

时有低热，下腹一侧或双侧胀痛、刺痛、热痛或有下坠感，劳累后或经期症状加重，经期延长，或经量增多，有血块，血块流出则疼痛减少，带下增多，色黄黏稠，有气味，小便色黄，腰部酸痛，婚后不孕，舌红，苔黄腻，脉弦滑。

指压方法

▶ 对症穴位

章门、期门、中脘、气海、关元、曲骨、横骨、神阙、水道、带脉、血海、三阴交、丘墟、太溪、水泉、太冲。

指压 手法

　　患者仰卧位，下肢微屈，医者立于一侧，用一指禅推法或按揉法沿患者章门、期门、中脘、气海、关元操作，约5分钟，然后重点在小腹进行摩腹、揉脐10分钟，按揉曲骨、横骨、神阙、水道、带脉各半分钟。点按患者血海、三阴交、丘墟、太溪、水泉、太冲各半分钟。轻叩患者脊柱两侧及骶髎部。

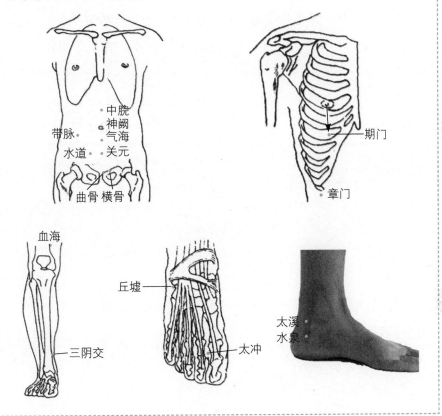

二、气滞血瘀

症状

　　下腹坠胀疼痛，腰骶酸痛，肛门坠胀感，性生活、大便、过劳时加重，白带连绵不断。舌质紫黯，苔薄腻，脉弦细。

指压方法

▶ 对症穴位

府舍、归来、血海、阴陵泉、地机、三阴交、丘墟、太冲。

指压 手法

　　患者仰卧位，术者按揉府舍、归来、气冲、血海、足三里、三阴交各半分钟；弹拨腹部包块5分钟；掌振下腹约2分钟。

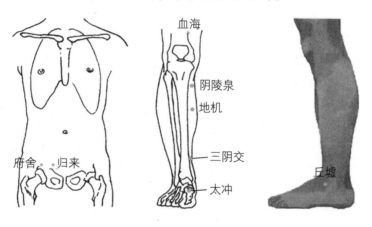

● 温馨提示

　　1.注意性生活卫生，要有固定的性伴侣，杜绝乱交。

　　2.做好经期、流产后、产褥期的卫生，使用消毒的用品，严禁盆浴和性交。

　　3.刮宫术、阴道盆腔手术或阴道检查注意无菌操作（这是医务人员严格遵守的制度）。术后要使用抗生素预防感染，减少医源性感染机会。

　　4.注意外阴卫生，防止来自浴具的感染。

功能失调性子宫出血

功能失调性子宫出血简称"功血"，即因为卵巢功能失调而引起的子宫出血。现代医学认为，机体为内外因素（比如精神过于紧张、环境与气候的改变、代谢紊乱或者营养不良等）所影响，可以通过大脑皮质干涉正常的生理功能，进而对子宫内膜产生影响，造成功能失调性子宫出血。该病与中医所谓"崩"的范畴相当。

症状

症状的表现包括月经周期没有规律性，经期延长，经量过多，甚至出现阴道不规则流血现象等。该病有两种类型，即无排卵型功血及有排卵型功血，其中无排卵型功血系排卵功能出现了障碍，经常在青春期与更年期发生；有排卵型功血是黄体功能失调，在育龄期妇女中多有发生。

指压方法1

▶ 对症穴位

中极。

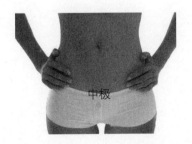

中极

症状

食指或者拇指指腹用重力对中极穴进行扣按，每10秒放松1次。反复扣按2~3分钟，以局部有酸胀感为度。

指压方法2

▶ 对症穴位

关元、子宫、血海。

指压 手法

关元、子宫、血海三穴的治疗方法与中极穴相同。

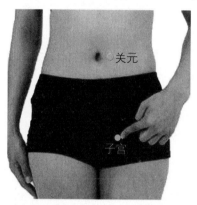

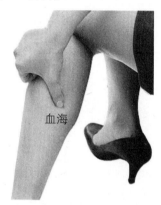

指压方法4

▶ 对症穴位

合谷。

指压 手法

拇指指端用重力对合谷穴进行捏按，每10秒放松1次。反复捏按2～3分钟，以局部有较强烈酸胀感为度。

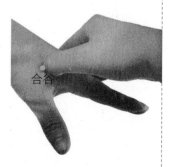

指压方法5

▶ 对症穴位

太冲。

指压 手法

　　拇指指端用重力对太冲穴加以捏按，每10秒放松1次。反复捏按2～3分钟，以局部有较强烈酸胀感为度。

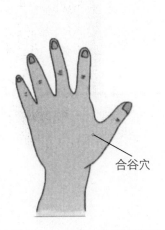

合谷穴

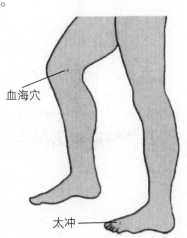

血海穴

太冲

指压方法6

▶ 对症穴位

三阴交。

指压 手法

　　拇指指腹用重力对三阴交穴进行扣按，每10秒放松1次。反复扣按3～5分钟，以局部有较明显酸胀感为度。

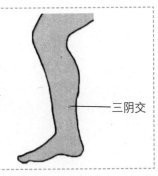

三阴交

产后昏厥

妇女产后会有昏厥发生，主要原因是身体虚弱、失血过多或是气血不足。

症状

脸色苍白、昏迷不醒、四肢乏力是主要的症状。

指压方法

▶ 对症穴位

人中、百会、涌泉、内关、外关、长强、足三里。

指压 手法

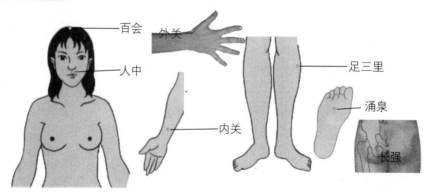

百会　人中　外关　足三里　涌泉　内关　长强

出现产后昏厥的时候，当及时得到输血后，应用手指对患者的人中穴进行深掐，或用拳头对其百会穴进行击打点按，随后用手指快速对其涌泉穴进行擦揉，直到发热为止。也可用手掌沾白酒对患者的胸口、背心处加以拍打，直到皮肤发红为止。此外，还可用手指对患者的内关、外关、长强、足三里等穴进行点按。

子宫脱垂

子宫由正常位置沿阴道下降至坐骨棘水平以下，甚至子宫全部脱出到阴道口以外，即子宫脱垂，该症往往兼有阴道前后壁膨出。

症状

患者经常会出现下坠感、欲大小便、腰骶酸痛症状。阴道内有块状物脱出，轻度很难引起注意，重度无法自行回纳，有少数严重者可能对行动造成影响而卧床不起。阴道分泌物增加，甚至呈脓性或是血性，且可能出现尿潴留、小便困难或造成尿急、尿痛、尿频。穴位指压疗法仅适合用来对轻度患者进行治疗，肾、胃等器官下垂也可以参照此法进行治疗。

指压方法

 对症穴位

中脘、关元、足三里、三阴交。

指压手法

① 以中脘与关元为中心，在上、下腹部区域反复进行揉压。

② 擦以中脘与关元为中心的上、下腹部区域，以透热为标准。

③ 对双侧足三里弹压3～5分钟。

④ 对双侧三阴交弹压3～5分钟。

每日一次。

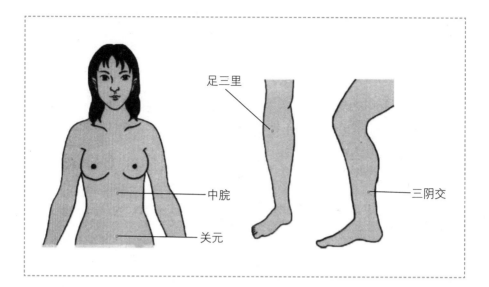

足三里

中脘

关元

三阴交

● 温馨提示

　　1.穴位指压疗法在治疗轻度子宫脱垂时具有较好的疗效，隔物灸、温筒灸的疗效更为显著。而较为严重的子宫脱垂就要用手术进行治疗。

　　2.在对该病进行治疗的过程中不要进行重体力劳动，心情要保持舒畅，不可进行性生活。若是能够用气功疗法或是适当的体育锻炼加以配合，更助于患者痊愈。

　　3.施术前嘱咐病人将尿液排尽，治疗的过程中切忌过度劳累。

产后腹痛

　　产妇在分娩后由于子宫收缩而引起的腹痛叫做产后腹痛。临床症状是产后1～2天出现腹痛，3～4天自行消失。重症患者持续时间较长，哺乳时腹痛明显，同时子宫变硬，恶露增加。一般分为血虚、血瘀两型。

一、血虚

症状

产后小腹隐隐作痛，喜按喜揉小腹部，恶露量较少，舌淡质稀。头晕眼花，自觉时有心跳加快，容易受惊，大便秘结，舌淡红，苔薄白，脉虚细。

指压方法

▶ 对症穴位

中脘、气海、关元、神阙、百会、神庭、内关、劳宫、太冲。

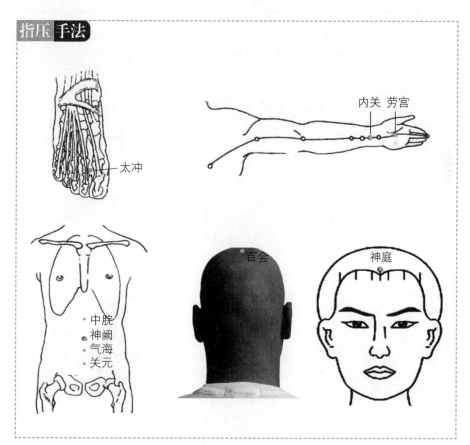

指压 手法

患者仰卧位，两下肢微屈，医者立于一侧，用一指禅推法或按揉法沿患者中脘、气海、关元操作，约5分钟，然后重点在小腹进行摩腹、揉脐10分钟。点按患者百会、神庭、内关、劳宫、太冲各半分钟。轻叩患者脊柱两侧及腰骶部。

二、血瘀

症状

产后小腹刺痛，怕按，恶露量少，流出不畅，色紫黯有块，面色青白，或伴胸胁胀痛，舌紫暗，或见瘀点，苔白滑，脉沉紧或弦涩。

指压方法

▶ 对症穴位

中脘、气海、关元、神阙、百会、府舍、归来、阴陵泉、地机、丘墟、气冲。

指压手法

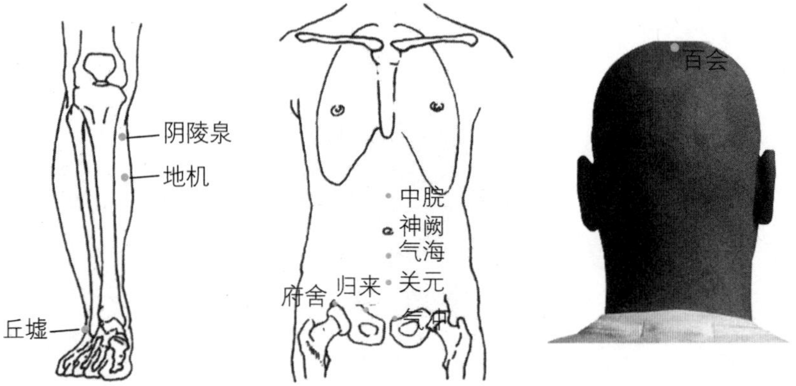

阴陵泉
地机
丘墟

中脘
神阙
气海
府舍　归来　关元
气冲

百会

患者仰卧位，两下肢微屈，医者立于一侧，用一指禅推法或按揉法沿患者中脘、气海、关元操作，约5分钟，然后重点在小腹进行摩腹、揉脐10分钟。按揉患者百会、府舍、归来、阴陵泉、地机、丘墟、气冲各半分钟。掌振患者下腹约2分钟。

● 温馨提示

1.产后腹痛临床并不少见，因其有自愈倾向，所以没有引起足够重视。但因其在产褥期间发病，多影响婴儿的喂养及母亲的身体恢复，迁延日久引起身体素质下降，引发其他疾病，故应该引起重视。

2.治疗上，主要以对症治疗为主，药物疗效不确切，毒副作用大，患者应慎用。推拿治疗疗效肯定，方便易行。

产后身痛

产后身痛是由产后失血耗气、体虚未复，或是瘀血排出不畅，或是邪气乘虚入侵肌肤、经络、关节，造成气血阻滞而引起的。该病虽然和"痹证"有相同之处，但是病出现在产后，和产褥生理关系密切，所以和痹证同中有异。

症状

产褥期间，妇女会出现肢体关节疼痛，或者伴有麻木、重着感，如果及时扶正祛邪，就能治愈，但是气阻日久，经常迁延到产褥期之后，湿聚成痰，痰阻经络，导致经脉气血的阻滞加剧，或是造成关节肿胀、难以屈伸，或是引起肌肉失养而瘦削难愈病证。

指压方法

▶▶ 对症穴位

次髎、风市、犊鼻、足三里、悬钟、膈俞。

指压 手法

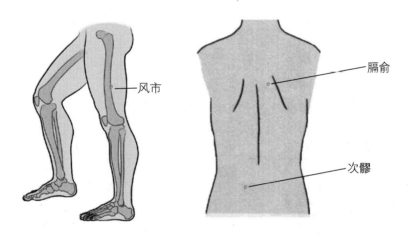

风市

膈俞

次髎

❶患者俯卧。施术者用拇指指端或者螺纹面着力对次髎穴按压揉动3分钟左右，直到感酸胀为止。

❷患者仰卧。施术者用拇指指端着力对大腿外侧中间风市穴按压揉动3分钟，直到感酸胀为止。

❸患者仰卧。施术者用拇指指端着力对足三里穴按压揉动3分钟左右，直到感酸胀为止。

❹患者仰卧。施术者用拇指指端或者螺纹面着力对悬钟穴按压揉动3分钟左右，直到感酸胀为止。

❺患者俯卧。施术者用拇指指端或是螺纹面着力对膈俞穴按压揉动3分钟左右，直到感酸胀为止。

产后便秘

现代医学认为产褥期间卧床较多，运动缺乏，腹肌和盆底肌出现内松弛，肠蠕动减弱，容易造成便秘。中医认为，产后阴虚火燥或是血虚津亏，造成肠道失于濡润，大便燥结难解，也可能因为产后气虚、大肠失于传递而数日不能解便。

症状

产后饮食正常，数天没有排大便或是排便的时候干燥疼痛、很难解出。

指压方法1

对症穴位

大横、天枢、委中、承山。

指压 手法

❶患者仰卧。施术者以掌根揉在其下腹部按顺时针方向施术3～5分钟。

❷紧接上法，施术者对其大横、天枢穴指压3～5分钟，用力由轻到重。

❸患者俯卧。施术者沿其脊柱由上而下以双手揉法施术3～5分钟。

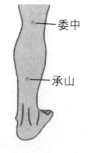
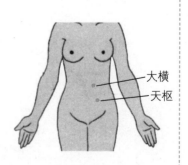

委中
承山
大横
天枢

❹施术者在委中、承山穴以指压法反复施术3～5分钟。

指压方法2

▶ 对症穴位

中脘、带脉、神阙、气海、内关、合谷、足三里、三阴交、照海、大椎至长强穴。

指压手法

（1）患者仰卧。施术者用拇指偏峰或者手掌与中脘穴紧贴，用一指禅推或者揉法施术2分钟左右，直到感酸胀为止。

（2）患者仰卧。施术者用拇指偏峰或者螺纹面与带脉穴紧贴，用一指禅推或者揉法施术2分钟左右，直到感酸胀为止。

（3）患者仰卧。施术者用拇指偏峰推或用中指揉神阙穴2分钟左右，直到感酸胀为止。

（4）患者仰卧。施术者用拇指偏峰推或者螺纹面着力对气海穴揉动2分钟左右，直到感酸胀为止。

（5）患者仰卧。施术者左手放在右手背上，右手掌贴在胃脘部和小腹部，按顺时针或者逆时针方向做环形抚摩3分钟左右。

（6）患者仰卧。施术者用拇指指端或者螺纹面着力对内关穴按压揉动50次左右，直到感酸胀为止。

（7）患者仰卧。施术者用拇指指端或者螺纹面着力对手背合谷穴按压揉动2分钟左右，直至感酸胀为止。

（8）患者仰卧。施术者用拇指指端或者螺纹面着力对足三里穴按压揉动50次左右，直至感酸胀为止。

（9）患者仰卧。施术者用拇指指端或者螺纹面着力对三阴交穴按压揉动50次，直至感酸胀为止。

（10）患者仰卧。施术者用拇指指端或者螺纹面着力对照海穴按压揉动50次左右，直至感酸胀为止。

（11）患者俯卧。施术者用拇指桡侧缘将皮肤顶住，食、中两指向前按，三指一齐用力对大椎到长强穴的肌肤捏拿（双手交替捻动往前推行）5遍左右。

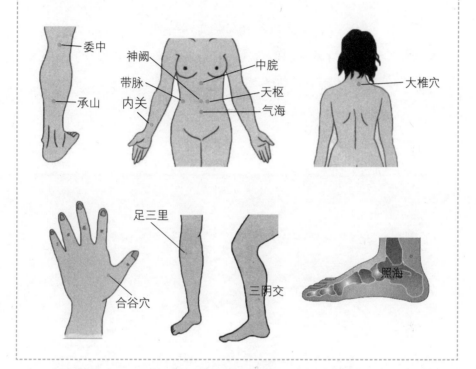

委中
承山
神阙
带脉
内关
中脘
天枢
气海
大椎穴
足三里
合谷穴
三阴交
照海

产后缺乳

产后缺乳是指妇女产后乳汁分泌量少或无，不能满足婴儿的需要。现代医学认为，产后缺乳与孕前、孕期乳腺发育不良，或产妇体质虚弱，或分娩出血过多，或哺乳方法不对，或产妇过度疲劳，或产后情志失调等因素有关。一般分为气血虚弱、肝郁气滞2型。

一、气血虚弱

症状

产后乳汁少甚至全无，乳汁稀薄，乳房柔软无胀感。面色无光泽，容易疲劳，饮食量少，时有不自主心跳加快，自觉吸气不够，舌淡，苔薄白，脉细弱。

指压方法

▶ 对症穴位

乳根、天溪、食窦、屋翳、膺窗、中脘、气海、关元、肝俞、脾俞、胃俞。

指压 手法

患者仰卧位，医者坐其右侧，用揉、摩法施于患者乳房及周围的乳根、天溪、食窦、屋翳、膺窗穴，约10分钟；然后手掌轻按乳房上部或两侧施以振法2分钟，按揉中脘、气海、关元穴，每穴2～3分钟，接着用顺时针揉摩法施于胃脘部及下腹部，分别为5分钟。患者俯卧位，医者坐或立于其体侧，用一指禅推法或拇指按揉法施于患者肝俞、脾俞、胃俞穴，每穴2分钟，然后用小鱼际擦法擦背部督脉经和背部膀胱经第一、第二侧线，以透热为度，捏脊7~10遍。

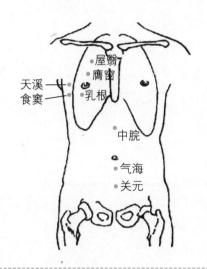

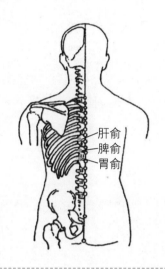

二、肝郁气滞

症状

　　产后乳汁少，浓稠，或乳汁不下，乳房胀满而痛。胸胁胀满，郁闷不适，食欲不振，或身有微热，舌淡，苔薄黄，脉细弦或弦数。

指压方法

 对症穴位

　　乳根、天溪、食窦、屋翳、膺窗、中脘、气海、关元、肝俞、脾俞、胃俞、阳陵泉、悬钟、三阴交、行间、太冲。

指压 手法

　　患者仰卧位，医者坐其右侧，用揉、摩法施于患者乳房及周围的乳根、天溪、食窦、屋翳、膺窗穴，约10分钟；然后手掌轻按乳房上部或两侧施以振法2分钟，按揉中脘、气海、关元穴，每穴2～3分钟，接着用顺时针揉摩法施于胃脘部及下腹部，分别为5分钟。患者俯卧位，医者坐或立于其体侧，用拇指按揉法施于患者肝俞、脾俞、胃俞穴，每穴2分钟，然后用小鱼际擦法擦背部督脉经和背部膀胱经第一、第二侧线，以透热为度。按揉患者肝俞、阳陵泉、悬钟、三阴交、行间、太冲各半分钟。搓擦患者涌泉，横擦八髎，以透热为度。

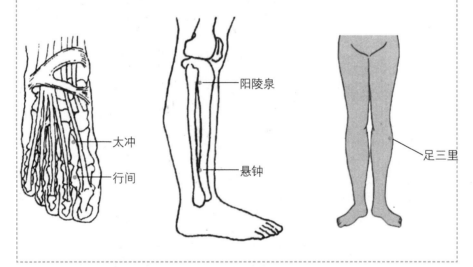

太冲

行间

阳陵泉

悬钟

足三里

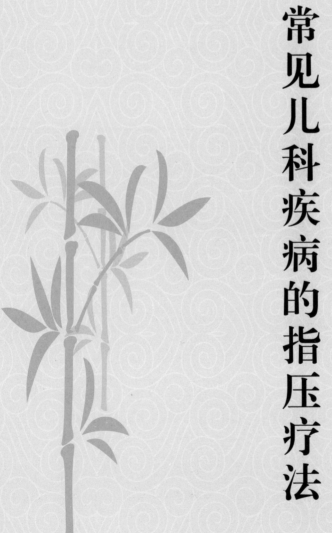

第七章

常见儿科疾病的指压疗法

小儿消化不良

小儿消化不良，也叫伤食、积滞。多数是由饮食不节，或者过食肥甘、不洁的食物，内伤饮食，停滞中脘，气滞不行，积而不消引起的。

症状

小儿消化不良的症状主要包括纳呆厌食、饮食不化、呕吐酸馊、腹满胀痛、粪便腥臭。泻前哭闹，泻后痛减。苔厚或是垢腻，脉滑。

指压方法

 对症穴位

三焦俞、脾俞、胃俞、中脘。

指压手法

❶用指腹对双侧三焦俞进行按压，同时配合抖动振撼，每穴3～5分钟。

❷用指腹对双侧脾俞进行按压，同时配合抖动振撼，每穴3～5分钟。

❸用指腹对双侧胃俞进行按压，同时配合抖动振撼，每穴3～5分钟。

❹用指腹按压中脘3～5分钟，同时配合抖动振撼。

每日1次，10次为1疗程。

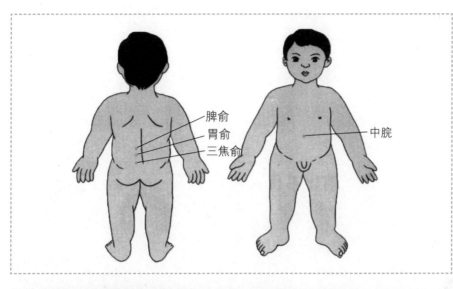

脾俞
胃俞
三焦俞
中脘

● 温馨提示

　　用穴位指压疗法治疗该病效果显著。治疗后要进行合理的营养指导，或是参考育儿保健相关的书籍。小儿出现寄生虫病、营养不良、生长发育缓慢，可以配合该法进行辅助治疗。

小儿支气管炎

　　小儿支气管炎指因支气管感染病毒、细菌，或是受化学、物理因素刺激和过敏等导致的炎症，属于儿科常见的呼吸道疾患。

症状

　　小儿支气管炎的主要表现症状是咳嗽，肺部听诊时可以听到粗糙的呼吸音。白细胞分类大多没有明显改变，肺部X线只出现肺纹理增粗或者没有异常。在中医学中，小儿支气管炎与"小儿咳嗽病"的范畴相当。

指压方法1

 对症穴位

膻中、肺俞、尺泽、风池。

指压 手法

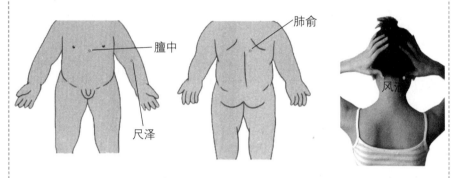

❶用拇指指腹轻轻对膻中穴揉按2～3分钟。

❷拇指指腹以中等力量对肺俞穴进行扣按，每10秒放松1次，反复扣按1～2分钟。

❸拇指指端以中等力量对尺泽穴进行捏按，每10秒放松1次，反复捏按1分钟。

❹拇、食指指腹同时分别对双侧风池穴揉按2～3分钟。

指压方法2

对症穴位

天突、天门、肺俞。

指压 手法

❶患儿取坐姿。施术者的一只手将患儿的左手拇指握住，另一只手放在患儿拇指螺纹面，自指尖向指根进行1分钟的旋推。换右手拇指也是如此。

②患儿取坐姿。施术者的一只手将患儿右手掌握住，另一只手用拇指的外侧缘放在患儿无名指末节螺纹面，自指尖向指根，反复直推1分钟。换左手无名指也是如此。

③患儿取坐姿。施术者用一手中指端放在其天突穴上，按顺时针方向旋转揉动1分钟。

④患儿取坐姿。施术者用两手拇指螺纹面放在其天门穴上，同时着力往上直推1分钟。

⑤患儿取坐姿。施术者坐在其背后，两手拇指端同时着力，分别对其两侧第3胸椎棘突下旁开1.5寸处的肺俞穴点按1分钟左右。

⑥患儿俯卧，把裤子褪至尾骨下缘，上衣撩到第7颈椎。施术者站在一侧，两手自然弯曲成空拳，拇指在拳眼上面伸张，食指与中指横与尾骨相抵，两手交替沿脊柱往上推进。同时两手的大拇指轻轻提起皮肤，边捏边推。推到第7颈椎停止，这样反复进行3遍，在推捏时，每推捏3次，就要上提1次，以脊背皮肤出现微红为度。

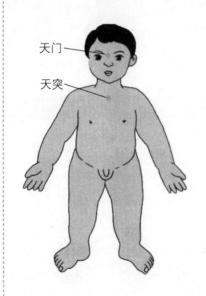

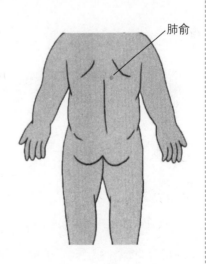

小儿感冒

小儿感冒属于一种最常见的多发病，是因细菌或是病毒等所致。

中医学认为，小儿感冒主要是由风寒、风热引起的。因为小儿体质娇弱，御邪能力差，如果寒热失调，风热、风寒就会侵袭肺部，令肺气失于宣达，所以出现鼻塞、流涕、咳嗽；令气血失调，所以出现发热恶寒、微汗或者无汗。小儿阳气偏盛，感受外邪后极易化热，因此在外感表症时，经常会兼具内热症状；如果小儿素有内热，又感外邪，表邪外来，内热不能发越，积聚于里，那么内热症状就会更加明显。

症状

该病临床症状主要包括鼻、咽、喉的急性炎症和发热、流涕、咳嗽等。小儿形气不足，卫外不固，易感外邪，故而经常出现该病。该病明显的特征为发烧，且常为高烧，甚则发生抽风。

指压方法

▶ 对症穴位

风池、曲池、天突、合谷、肩井、天门、坎宫、太阳、印堂。

指压手法

❶将以上穴位各按揉50～100次。

❷对风池、肩井、天突等穴位进行拿捏，力度务必适中。

❸对印堂、太阳、合谷进行按揉，继而分抹前额部并对上背部按揉10～15次。

④用双手拇指螺纹面交替对天门进行按揉，连续按揉50～100次。

⑤用双手拇指螺纹面交替对太阳穴按揉100次。

⑥用拇指对天突穴进行50～100次的按揉。

⑦用两拇指从眉心向眉梢推坎宫30～50次。

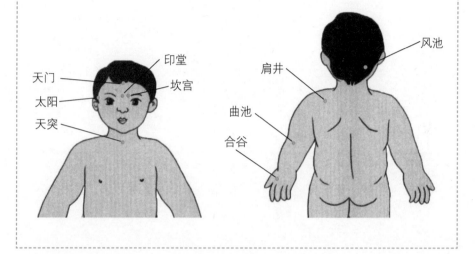

●温馨提示

　　如果宝宝感冒了，采取正确的方法对其进行护理十分重要。

　　1.务必确保宝宝休息好，不要过于贪玩熬夜。这是因为只有休息的时间充足，才有可能缩短病程并减少并发症。

　　2.对予发烧的宝宝，其饮食必须清淡、容易消化。另外，也要多让宝宝喝些白开水，吃新鲜的水果和蔬菜，这样才能使大便通畅，尿量正常。

　　3.每一次出汗之后，要及时为宝宝换上干爽的内衣。另外，要对室内的空气加以注意。空气新鲜、湿度适宜才能使宝宝尽早痊愈。

小儿急惊风

急惊风，也就是惊厥，为一种常见的儿科急症。本病的临床症状主要包括神昏、口噤、四肢抽搐、角弓反张。由于起病急骤，病情急暴，所以叫做急惊风。本病主要是因为外感风邪，突然受惊，或是痰热内壅、乳食积滞致使气机出现逆乱，脑窍闭塞造成的，在不到3周岁的小儿中多有发生。古人把该病和痘、痧、疳并称为儿科四大症。

症状

该症的常见症状包括小儿高热、脑炎、脑膜炎、癫痫、血钙过低、脑发育不良等。

指压方法

▶ 对症穴位

人中、十宣、合谷、太冲、承山、血海、曲池、心经、肺经、脊柱、丰隆。

指压 手法

❶掐人中穴3～5次。

❷掐十宣穴5～10次。

❸揉虎口（合谷）穴100～300次。

❹用拇指指端揉血海穴，或是用拇指及食、中二指对称进行提拿，提拿3～5次，揉10～30次。

⑤清心经100～300次，操作的时候自指尖往指根直推。

⑥清肺经200～400次，操作的时候自指端往指跟方向直推。

⑦清肝经100～300次，操作的时候自指尖往指根直推。

⑧推脊柱100～300次，操作的时候用食、中二指指腹或使掌根由上而下直推。

⑨将丰隆穴按揉1～3分钟。

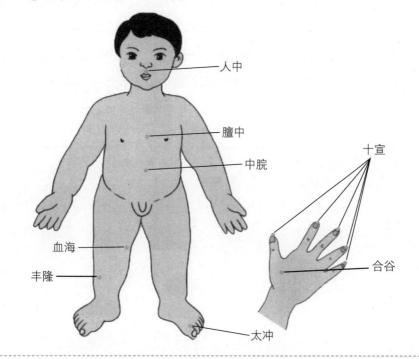

●温馨提示

　　1.当宝宝由于惊风而发生抽搐的时候，严禁对孩子的手足进行强行拉扯，以免使其四肢筋骨扭伤，留下后遗症。

　　2.急惊风突然发作，一定要赶紧展开抢救。在家中，若是孩子出现了惊风，可用按摩法先行急救，以争取时间，随后马上送到医院就诊。由于按摩仅具有辅助治疗作用，若是脑部存在流脑、乙脑等病变的患儿，务必尽快将其送往医院进行诊治，否则会耽误病情造成危险。

百日咳

百日咳为儿科常见的急性呼吸道传染病。大多是因感染百日咳杆菌所致，具有较强的传染性。在中医学中，该病和"天哮"、"痉咳"、"顿咳"、"鸡咳"的范畴相当。本病大多是由于外感时疫之邪、内蕴伏痰、初染肺卫，而使肺气郁闭、肺气受伤，又同伏痰搏击，阻遏气道，肺失肃降而气机上逆引起的。

症状

该病四季都会出现，尤其是冬春两季，任何年龄段都有可能罹患，但以不到5岁的幼儿居多。患病初期与上呼吸道感染相似，而后有数周的阵发性、痉挛性咳嗽，咳后会出现特殊的"鸡鸣"样吸气声或是伴有呕吐。由于咳嗽的病程较长，可超过3个月，所以有"百日咳"之称。

指压方法1

▶ 对症穴位

天突、膻中、大椎、肺俞、膈俞。

指压 手法

❶ 在患儿拇指掌面第1节，用拇指螺纹面着力，从指节直推向指根，100次左右即可。

❷ 在患儿无名指螺纹面用拇指螺纹面着力，从指尖直推向指根处。

❸ 在患儿手掌大、小鱼际交接处，先用中指甲着力掐5次，接着用

中指端着力揉此处50次左右。

④在患儿胸骨切迹上缘凹窝正中的天突穴处，用中指端着力按揉50次左右。

⑤用拇指或是食、中两指螺纹面着力，从患儿腕横纹中点向肘横纹中点直推，推300次左右。

⑥用两拇指螺纹面着力，从患儿胸前膻中穴往两旁分推到乳头，推50次左右。

⑦在患儿两腋下胁肋处，用双掌自上而下进行搓动，搓50次。

⑧用拇指或是食、中两指螺纹面从患儿颈后发际正中直推到大椎穴，推100次左右。

⑨用中指螺纹面着力揉患儿第7颈椎下的大椎穴，揉30次左右。

⑩用食、中两指螺纹面一齐着力按揉患儿第3胸椎下两侧旁1.5寸处的肺俞穴，按揉50次左右。

⑪用食、中两指螺纹面一齐着力按揉患儿第7胸椎下两侧旁1.5寸处的膈俞穴，按揉50次左右。

指压方法2

 对症穴位

天突、中府、云门。

指压手法

①患儿仰卧。施术者用双手在其两侧胸部反复推揉3～5分钟。

②施术者用右手中指或是拇指对天突、中府、云门穴进行3～5分钟的指压。

③患儿俯卧。施术者在患儿背部沿脊柱方向向下，反复推揉3～5分钟。

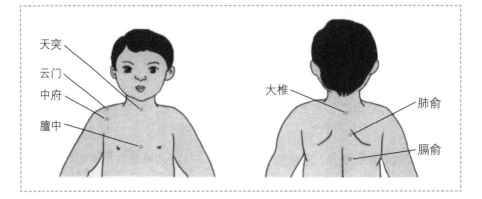

天突
云门
中府
膻中

大椎
肺俞
膈俞

● 温馨提示

　　如果小儿感冒、咳嗽，要及时加以治疗。要注意保温，预防受凉，特别要避免足底受凉。室内务必经常开窗透气。天气温暖的时候尽量多在户外进行活动。要去医院对其他疾病加以排除，切忌误诊误治。

佝偻病

　　佝偻病的全称是维生素D缺乏性佝偻病。经常发生在婴儿期，系指因为缺乏维生素D造成体内钙磷代谢紊乱，进而导致骨骼钙化不良的一种疾病。佝偻病发病较慢，不易被注意到。小儿如果患有佝偻病，就会降低抵抗力，并易引发肺炎和腹泻等疾病，对生长发育产生影响，一定要积极进行防治。

症状

　　佝偻病在婴幼儿当中较为常见，尤其是出生不到3个月的小婴儿，当维生素D缺乏一段时间之后经常会发生佝偻病骨骼改变，重症佝偻病患者有可能会出现消化与心肺功能障碍，并可能会对其运动功能发育以及免疫功能造成影响。

指压方法1

 对症穴位

足三里、三阴交。

指压 手法

❶患儿仰卧。施术者先用双手在其双侧胸部反复推揉3~5分钟。

❷紧接上法，施术者用右手在患儿腹部反复推揉3~5分钟。

❸施术者用拇指在患儿足三里、三阴交穴反复指压3~5分钟。

❹患儿俯卧。施术者用右手掌根或手指，在患儿背部与脊柱反复施术3~5分钟。

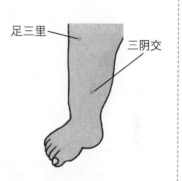

足三里

三阴交

指压方法2

 对症穴位

中脘、八髎、足三里、三阴交。

指压 手法

❶用拇指螺纹面着力，在患儿拇指螺纹面进行旋推，300次左右。

❷用拇指螺纹面着力，在患儿小指螺纹面进行旋推，300次左右。

❸用拇指偏锋或者中指指端着力，对患儿手背无名指与小指掌指关节后陷处按揉50次左右。

❹用食、中指指端着力，对患儿手掌大、小鱼际交接凹陷处按揉50次左右。

❺用拇指螺纹面或者食、中指螺纹面着力，从患儿腕横纹桡侧端沿前臂推往肘横纹外侧端，推300次。

⑥用手掌大鱼际、掌根部或者手指螺纹面在患儿脐正中直上4寸中脘穴进行轻柔缓和的揉动，揉5分钟左右。

⑦用手掌掌面或者食、中、无名指指面在患儿小腹部进行环形的有节律的抚摩，抚摩5分钟左右。

⑧用拇、食、中三指对患儿长强到大椎的肌肤进行捏拿，由下向上双手交替捻动向前推行，并可以用力进行提拿，须5遍左右。

⑨用手掌面、鱼际或者食、中、无名指指面着力，在患儿腰骶部八髎穴做直线来回摩擦，直至擦热。

⑩用拇指螺纹面着力，分别对患儿外膝眼下足三里、内踝上三阴交穴按揉100次。

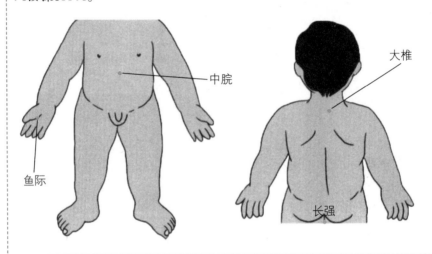

中脘

鱼际

大椎

长强

●温馨提示

生活中，可通过日光浴对佝偻病进行预防。日光浴能够加快新陈代谢与血液循环，杀菌及增强抵抗力。刚进行日光浴的时候，可以先晒晒患儿的头部与手脚，待四五天后卷起裤腿晒晒膝盖；再过四五天就可以晒晒大腿。根据此顺序，每隔四五天多裸露一点，渐次是腹部→胸部→背部→全身。每次进行日光浴要从2分钟开始，每过一两天可以增加1分钟。经过一个月的过渡期，延长到约20分钟。

小儿厌食症

在中医学领域，小儿厌食症归属于"纳呆"、"恶食"。系指由于消化功能障碍造成的一种慢性消化性疾病，通常发生在学龄前儿童，成年人也会发生该症。

病因大多是饮食不节，饥饱失调，损伤脾胃，如过饥就会营养不足，过饱就会积食停滞。也可能是脾气不振、脾胃素虚，或是先天不足、脾失温煦，或者湿郁脾阳、脾虚失运，或者升降失调、湿郁气滞等引起的。

症状

食欲消减或不振，不思饮食；或是食而无味，见食不贪，甚或拒食；或是脘腹胀满，饮食停滞；或是兼有面色少华，形体消瘦；或是呕吐，泄泻；长期厌食，对其生长发育存在影响。

指压方法1

▶ 对症穴位

天枢（双）、四缝（双）、脾俞（双）、足三里（双）。

指压 手法

采用切法、揉法、扣法。用双拇指指尖切四缝，对天枢进行揉压，对脾俞和足三里进行强压，并在强压中不时辅以振颤，每个穴位3～5分钟，每次施治都在餐前1～2小时进行。该法适合用来治疗小儿厌食和小儿积滞。

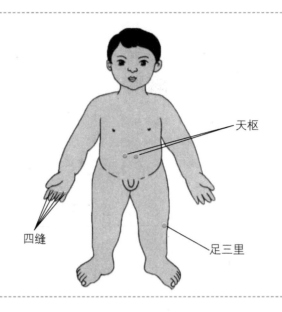

天枢

四缝

足三里

指压方法2

▶ 对症穴位

四缝穴（双）。

指压手法

采用切法。用双拇指指尖切5分钟，指力要适度，以能忍受为限。每天或者隔天1次。或是切后，再用三棱针进行点刺直到稍出血为止。此法适合用来治疗小儿厌食及小儿疳积。

指压方法3

▶ 对症穴位

分2组穴，一组为命门至肾俞、胃俞、脾俞；二组为神阙。

指压手法

第1组穴采用扣法，用双拇指指腹对相关穴位进行按压，指力自轻至重，渐渐加大指力，每个穴位3～5分钟；第2组穴进行10～15分钟的拔罐。每天或者隔天1次，5次为1疗程。该法适合用来治疗小儿厌食和小儿积滞。

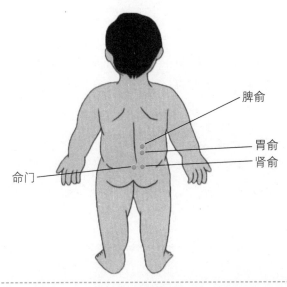

脾俞

胃俞

肾俞

命门

指压方法4

▶ 对症穴位

胸椎第8～12棘突间两旁及足三里（双）。

指压手法

采用推法、扣法。先用双手拇指在第8～12胸椎棘突间两旁由上而下推压数遍，再对两旁4点处按压1.5～3分钟，接着对双侧足三里穴强压5分钟。每天1次。此法适合用来治疗小儿厌食症和小儿积滞等。

● 温馨提示

每日三餐要准时，尽量让小儿和大人同桌用餐，多鼓励，不训斥，营造就餐的良好氛围，要使孩子在心情愉快的状态下进餐。即使有时孩子进食不好，家长也不要着急，不要威胁恐吓孩子进食，也不要乞求孩子进食，一餐不吃，不必顾虑，也不要用零食补充，下餐饿了自然会吃。

小儿疳积

疳积为小儿时期，特别是1～5岁儿童的一种常见病症。指的是因为喂养不合理，或者寄生虫病等造成的，令脾胃受损而致使发枯、面黄消瘦、全身虚弱等。其临床症状主要表现为：初发时不思饮食、腹胀腹泻、恶心呕吐，而后喜俯卧、睡眠不好、烦躁哭闹、口渴、大便时干时稀、手足心发热、午后两颧骨发红，最后患儿会出现头发稀疏、头大颈细、面黄肌瘦、肚脐突出、精神不振。

症状

烦躁易怒，体重不增，形体消瘦，毛发稀疏，面色少华或萎黄，食欲缺乏，或能食善饥，大便不调，舌偏淡，苔薄白，食指侧（靠近大拇指方向）的皮肤出现血管纹色白。

指压方法

▶ 对症穴位

板门、中脘、天枢、四横纹、内八卦、脾经、足三里。

指压 手法

揉板门、揉中脘、揉天枢以消食导滞，对肠胃积滞进行疏调；推四横纹、运内八卦使上述作用得以加强，且能够理气调中；补脾经，对足三里进行按揉以健脾开胃，消食和中。

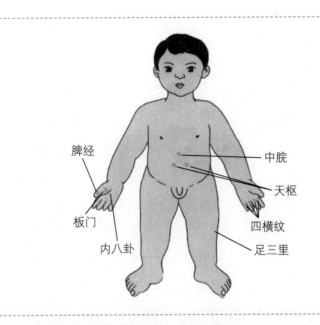

脾经

中脘

天枢

板门

四横纹

内八卦

足三里

小儿腹泻

　　小儿腹泻即小儿排便次数增多，便下稀薄，或者似水样，多数是因为饮食不合理或是肠道内受感染造成的。

小儿腹泻在一年四季都有可能发生，夏秋两个季节尤为常见。穴位指压疗法能够使症状得到缓解，然而急性重症者要及时就诊。

指压方法

▶ 对症穴位

天枢、合谷、足三里、脾俞。

指压手法

❶用手指指腹对双侧天枢轻按3～5分钟，每20～30秒放松1次。

❷用手指指腹对双侧合谷轻按3～5分钟，每20～30秒放松1次。

❸用略重力度对双侧足三里按压3～5分钟，每20～30秒放松1次。

❹用中等力度对双侧脾俞揉按2～3分钟，每20秒放松1次。

每天1次，5次为1疗程。

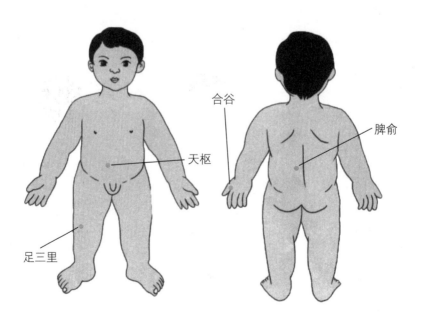

合谷

天枢

脾俞

足三里

小儿遗尿

　　小儿遗尿即小儿3岁以后夜间梦中尿液遗出者。临床上分为功能性和器质性两类，其中前者占绝大部分，在后者中常见的是脊柱隐裂。指压疗法适合用来对功能性遗尿进行治疗。

症状

　　轻者数夜发生1次，重者1夜发生数次。白天孩子贪玩过度或者有梦而遗，精神负担过于沉重者还可能引发顽固性遗尿症。

指压方法

▶▶ 对症穴位

丹田、肾俞、百会、三阴交。

指压 手法

①揉丹田以温补肾气，壮命门之火，固涩下元。

②对双侧肾俞进行按揉，以温补肾气，壮命门之火，固涩下元。

③对百会进行按揉，以温阳升提。

④对双侧三阴交进行按揉，以通调水道。

　　睡觉前进行指压，每天1次，10次为1疗程。

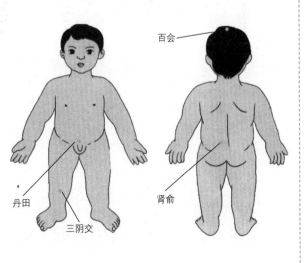

第八章 常见皮肤科疾病的指压疗法

荨麻疹

荨麻疹又称"风疹块"，是一种常见的过敏性皮肤病。临床表现为：皮肤出现红色或白色风团块，大小不一，小如芝麻，大如蚕豆，扁平凸起，时隐时现，奇痒难忍，如虫行皮中，灼热，抓挠后增大增多，融合成不规则形状。此病常可持续数小时，消退后不留痕迹。急性发作者数小时至数天可愈，慢性患者可反复发作数月甚至数年。现代医学认为，吃鱼、虾、海鲜等食物，或接触化学物质、粉尘，或蚊虫叮咬、日光暴晒、寒风刺激，或精神紧张等诸多因素，皆可引发此病。

症状

发病急，风团色红，灼热剧痒；兼见发热、恶寒、咽喉肿痛、心烦口渴、胸闷腹痛、恶心欲吐，舌淡红，苔薄黄，脉浮数。

指压方法

▶ 对症穴位

曲池、血海、足三里、肺俞、脾俞、肝俞。

指压 手法

患者取仰卧位，术者用拇指按揉患者曲池、血海、足三里各2～3分钟，以局部发热为度；患者取俯卧位，充分暴露背部，术者在患者背部膀胱经及督脉循行部位施行叩法，循经叩击3～4次，至其皮肤潮红、充血为止，重点施术于肺俞、脾俞、肝俞穴，并施用拇指点按法，以患者有酸胀感为度。

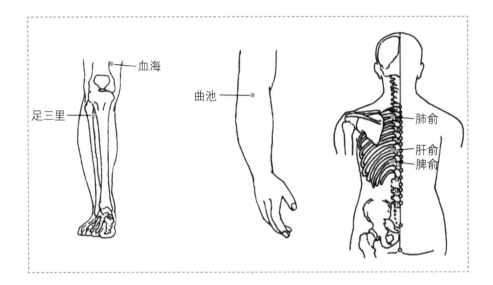

血海
足三里
曲池
肺俞
肝俞
脾俞

● 温馨提示

1.避免寒冷刺激，防止着凉。

2.禁食海鲜、牛羊肉，以免加重症状。忌食辛辣等刺激性食物及饮酒。

3.避免手挠，防止抓破皮肤，多饮热水。

麦粒肿

麦粒肿俗称"偷针眼"，是眼睑腺体受葡萄球菌感染所致的急性化脓性炎症。麦粒肿分内、外两种。睫毛毛囊周围皮脂腺的急性化脓性炎症称外麦粒肿；睑板腺的急性化脓性炎症称内麦粒肿。临床症状为：初期眼睑痛痒，睫毛毛囊根部皮肤红肿，形状如麦粒硬结，睑缘有水肿；继则红肿热痛加剧，拒按；轻者数日消散，重者化脓破溃，排脓后自愈。一般分为风热外袭、热毒上攻2型。

一、风热外袭

症状

发病初起，眼皮患处红肿痒痛，触碰患处有硬结，有压痛，或伴怕风、发热、周身不适、头痛等，舌淡红，苔薄黄，脉浮数。

指压方法

▶ 对症穴位

攒竹、太阳、二间、内庭、风池、合谷。

指压手法

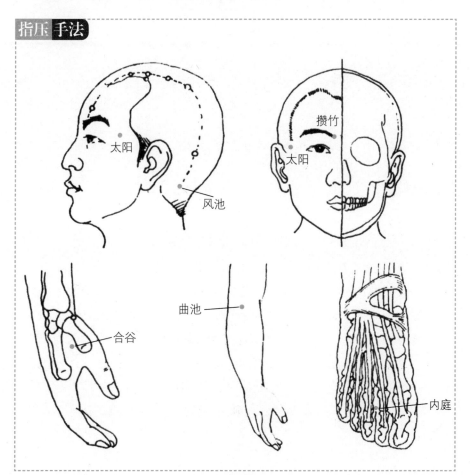

患者仰卧位，术者以拇指指端按压患者攒竹穴，顺势以拇指螺纹面抹双侧眉毛，至太阳穴处，再以拇指指端按压太阳穴，以患者有酸胀感为度，可操作8~10遍；按压二间、内庭、风池、合谷穴，每穴操作1~2分钟，以患者有酸胀感为度。

二、热毒上攻

症状

眼睑红肿，灼热疼痛，硬结肿大，不敢触摸，外眦部的麦粒肿可引起球结膜水肿，甚至突出于睑裂之外；多伴有口渴喜饮，大便干、小便黄等，舌红，苔黄，脉数有力。

指压方法

▶ 对症穴位

攒竹、太阳、二间、内庭、大椎、曲池、行间。

指压 手法

患者仰卧位，术者以拇指指端按压患者攒竹穴，顺势以拇指螺纹面抹双侧眉毛，至太阳穴处，再以拇指指端按压太阳穴，以患者有酸胀感为度，可操作8~10遍，用拇指指腹横擦大椎穴，以局部发热为度，用指按压曲池、行间穴，操作1~2分钟，以患者有酸胀感为度。

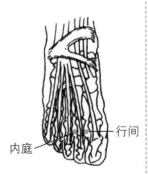

内庭 ——行间